安徽非物质文化遗产丛书

传统医药卷

周氏梅花针灸

安徽省文化和旅游厅 组织编写

主编 李济仁

副主编 黄辉 王鹏

蔡圣朝◎主审

贺成功◎编著

APPTIME
时代出版

时代出版传媒股份有限公司
安徽科学技术出版社

图书在版编目(CIP)数据

周氏梅花针灸 / 贺成功编著. --合肥:安徽科学技术出
版社,2020.7
(安徽非物质文化遗产丛书. 传统医药卷)
ISBN 978-7-5337-8154-5

Ⅰ.①周…　Ⅱ.①贺…　Ⅲ.①梅花针疗法-介绍
Ⅳ.①R245.31

中国版本图书馆 CIP 数据核字(2020)第 032254 号

周氏梅花针灸

贺成功　编著

出 版 人:丁凌云　　选题策划:蒋贤骏　余登兵　　策划编辑:王　宜
责任编辑:王　宜　　责任校对:张　枫　　　　　责任印制:梁东兵
装帧设计:武　迪
出版发行:时代出版传媒股份有限公司　http://www.press-mart.com
　　　　　安徽科学技术出版社　　　　　http://www.ahstp.net
　　　　　(合肥市政务文化新区翡翠路 1118 号出版传媒广场,邮编:230071)
　　　　　电话:(0551)63533330
印　　制:合肥华云印务有限责任公司　　电话:(0551)63418899
(如发现印装质量问题,影响阅读,请与印刷厂商联系调换)

开本:710×1010　1/16　　　印张:11　　　　字数:250 千
版次:2020 年 7 月第 1 版　　2020 年 7 月第 1 次印刷

ISBN 978-7-5337-8154-5　　　　　　　　　　定价:48.00 元

丛书前言

皖地灵秀,文脉绵长;风物流韵,信俗呈彩。淮河、长江、新安江三条水系将安徽这方土地划分为北、中、南三个区域,成就了三种各具风范和神韵的文化气质。皖北的奔放豪迈、皖中的兼容并蓄、皖南的婉约细腻共同构成了一幅丰富而生动的安徽人文风俗画卷,形成了诸多独具魅力的非物质文化遗产。

习近平总书记指出,文化自信是一个国家、一个民族发展中更基本、更深沉、更持久的力量,坚定中国特色社会主义道路自信、理论自信、制度自信,说到底就是要坚定文化自信,没有文化的繁荣兴盛,就没有中华民族伟大复兴。

非物质文化遗产是各族人民世代相承、与民众生活密切相关的传统文化的表现形式和文化空间,是中华传统文化活态存续的丰富呈现。守望它们,就是守望我们的精神家园;传承它们,就是延续我们的文化血脉。

安徽省现有国家级非物质文化遗产代表性项目88项,省级非物质文化遗产代表性项目479项。其中,宣纸传统制作技艺、传统木结构营造技艺(徽派传统民居建筑营造技艺)、珠算(程大位珠算法)3项入选联合国教科文组织命名的人类口头与非物质文化遗产名录。

为认真学习贯彻习近平总书记关于弘扬中华优秀传统文化系列重要讲话精神,落实《中国传统工艺振兴计划》及《安徽省实施中华优秀文化传承发展工程工作方案》,安徽省文化和旅游厅、安徽出版集团安徽科学技术出版社共同策划实施"安徽非物质文化遗产丛书"出版工程,编辑出版一套面向大众的非物质文化遗产精品普及读物。丛书力求准确性与生动性兼顾,知识性与故事性兼顾,技艺与人物兼顾,文字叙述与画面呈现兼顾,艺术评价与地方特色描述兼顾,全方位展示安徽优秀的非物质文化遗产(简称"非遗"),讲好安徽故事,讲好中国故事。

本丛书坚持开放式策划,经过多次磋商沟通,在听取各方专家学者意见的基础上,编委会确定精选传统技艺类、传统美术类、传统医药类非遗项目分成三卷首批出版,基本上每个项目为一个单册。

各分册以故事性导言开篇,生动讲述各非遗项目的"前世今生"。书中有历史沿革和价值分析,有特色技艺展示,有经典作品解读,有传承谱系描绘,还有关于活态传承与保护路径的探索和思考等,旨在对非遗项目进行多维度的呈现。

各分册作者中,有的是长期从事相关项目研究的专家,在数年甚至数十年跟踪关注和研究中积累了丰富的资料;有的是相关项目的国家级非物质文化遗产代表性传承人,他们能深刻理解和诠释各项技艺的核心内涵,这在一定程度上保证了丛书的科学性、权威性、史料性和知识性。同时,为了利于传播,丛书在行文上讲究深入浅出,在排版上强调图文并茂。本丛书的面世将填补安徽非物质文化遗产研究成果集中展示的空白,同时也可为后续研究提供有益借鉴。

传承非遗,融陈出新,是我们共同的使命。宣传安徽文化,建设文化强省,是我们共同的责任。希望本丛书能成为非遗普及精品读物,让更多的人认识非遗、走近非遗,共同推动非遗保护传承事业生生不息、薪火相传。

CONTENTS

目录

第三节 代表著作/019
　一、《金针梅花诗钞》/019
　二、《灸绳》/020
　三、《针灸经典处方别裁》/022
　四、《周楣声脉学》/022
　五、《黄庭经医疏》/023
　六、《针灸穴名释义》/024
　七、《针铎》/025
　八、《灸法治疗流行性出血热》/026
　九、《填海录》/026
　十、《蔡圣朝临证治验》/027
　十一、《灸治疗法》/027
　十二、《图解人体经络使用手册》/028

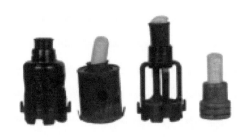

001
第一章　概　述
　一、家传师承　绵延不绝/002
　二、灸法治疫　起死回生/004
　三、针灸诊疗　独具匠心/005
　四、器具治法　另辟蹊径/007
　五、时间针灸　与众不同/009
　六、互动体验　实训教学/010

011
第二章　源流历程
第一节　传承谱系/013
第二节　代表人物/014
　一、第四代传承人/014
　二、第六代传承人/014
　三、第七代传承人/018
　四、第八代传承人/018

029
第三章　学术成就
　一、热症贵灸与热证贵灸/030
　二、热症可灸的理论根据/031
　三、周楣声热症用灸经验/033
　四、阴虚可灸论/034
　五、灸针说与针灸并重/039
　六、穴病相连，经无常道/039
　七、调任复元/040
　八、灸具、灸法创新促进灸法发展/044

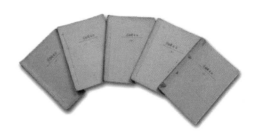

051

第四章　　诊疗发明

第一节　诊断发明/052

一、灸感三相诊疗术/052

二、压痛穴诊疗术/056

三、阳光普照区诊疗术/059

第二节　梅花针灸　承前启后/060

一、梅花灸法　二十四灸/060

二、梅花针法　以人治人/096

三、时间针法　自成体系/104

四、鬃针埋线法/109

五、火针疗法/112

六、芒针疗法/114

七、刺血疗法/115

八、蔡圣朝解语膏贴敷法/119

九、天灸疗法/120

第三节　名方介绍/121

第四节　针灸中药　防治结合/128

一、灸法治疫，热症用灸/128

二、解语膏贴，通脑开音/133

三、热流灌耳，温通泻热/133

135

第五章　　当代传人

第一节　代表性传承人——蔡圣朝/136

第二节　主要传承人/146

一、于青云/146

二、李扬缜/148

三、李建宇/149

四、贺成功/150

五、朱才丰/153

六、费爱华/154

七、白冉旭/156

八、李飞/158

159

第六章　　当代作为

第一节　传承教育/160

第二节　整理研究/165

第三节　临床运用/167

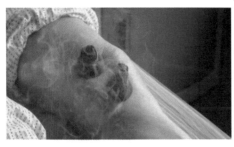

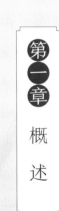

第一章　概述

一说到针灸,大多数人首先想到的是扎针,其实,针灸既包括毫针针刺,又包括使用艾叶熏灼的灸法,以及拔罐、火针、埋线等中医外治法。针灸是一门古老的中医疗法,在5 000余年的传承发展中形成了风格各异、技艺丰富的中医针灸流派,周氏梅花针灸就是具有近300年传承历史的一支安徽本土针灸流派。

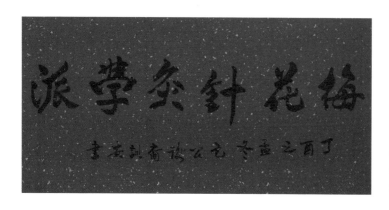

合肥包公第三十六代孙包训安题写"梅花针灸学派"

一、家传师承　绵延不绝

周氏梅花针灸的传承,不仅保留了家族代代相传,而且到了第六代传人周楣声这里,他摒弃门户之见,广收门徒,举办全国灸法讲习班以及在其他针灸学习班上讲授家传针灸学说,工作之余著书立说。

周氏梅花针灸,传承近三百年,虽遭遇清末社会动荡,家传针灸医籍多有遗失,但周氏家族针灸医学代代有传人,薪火不灭。周氏老家天长市杨村,面向沂湖,背靠梅园,第四代传人周树冬先生,喜爱梅花,总结家传针灸技艺,著成《金针梅花诗钞》一书,内有独特的周氏家传针刺手法、不同于现行的子午流注体系的脏气法时时间针法和移光定位时间针法,周氏梅花针灸也由此而得名。

中华人民共和国成立之初,百废待兴,缺医少药。中国传统的针灸真正具有"简便廉验"的特点,在这一时期为中国人民的医疗保健发挥了重要的作用。针刺工具消毒后可重复利用,修针、消毒、储藏针具是针灸师必备的工作程序,现代一次性针灸针的使用,改变了针灸医师的工作习惯和流程。艾灸用的原料艾草,取材广泛,成本低廉,而灸法种类相对单一。周楣声在20世纪50—60年代广泛开展艾灸治疗疾病,积累了大量的临床病例和丰富的治疗经

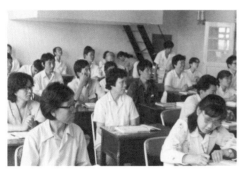

1984—1987年,周楣声举办全国灸法讲习班

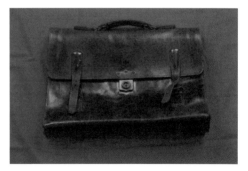

周楣声的出诊包(拍摄者:贺成功)

验,发明了代替手工操作治疗的灸架,发现了灸法感传规律,初步总结了灸感三相。正是凭着高明的医术、高尚的医德和老百姓口口相传的良好口碑,1979年周楣声老先生被评为"安徽省名中医",同年调入安徽中医学院(现在的安徽中医药大学)。1985年安徽省针灸医院成立之初是以治疗方法来命名科室的,当时汇集了一大批以各种疗法见长的传统针灸专家,周楣声主持灸疗科。灸法本是一种生活化的中医外治法,使用的艾叶与人民生活息息相关,五月初五中国民间有门前悬艾辟邪的习俗,隔物灸用的姜、蒜、盐、胡椒、附子是人们生活中不可缺少的日常用品。化脓灸能预防疾病流行,如人们常说的"若要安,三里常不干"。但是从清朝道光皇帝在太医院"废除针灸",到国民政府废除中

医,针灸疗法尤其是灸法逐渐脱离了老百姓的生活。灸法治病,成本低,疗效好,但是不被人们所认识,而在针灸医师的喜好中也存在着"重针轻灸"的现象。周楣声在应用灸法为患者治疗疾病时,受到针灸同行质疑:"烧锅炉的也能治病吗?"周楣声认识到,想要让更多的人从传统的灸法治疗中获益,只凭一个人的努力是远远不够的,还要传承、培养足够多的灸法医师才能实现这个目标。因此,在安徽中医学院和安徽省针灸医院的支持下,从1984年到1987年连续举

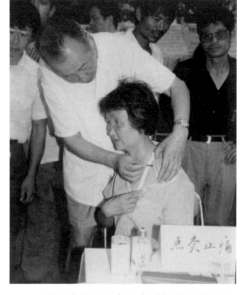

周楣声演示点灸止痛(拍摄者:蔡圣朝)

办了四届全国灸法讲习班,来自全国各地的130多名学员,包括许多国内外的针灸医师和灸法爱好者慕名而来,跟随周楣声学习灸法。灸法讲习班之后又举办了三届全国灸法学术交流会议,全国各地灸法专家齐聚合肥。同时周楣声还受邀到全国各地进行灸法讲学。星星之火可以燎原。周楣声开创的灸法临床和学术研究奠定了安徽灸法在全国针灸界的地位。

二、灸法治疫　起死回生

　　在许多人的眼里,中医是慢郎中,传染病、急性病、重病首先找西医。可是,你有没有想过中医也可以治疗这些呢?

　　1985年冬季,安徽省砀山县发生流行性出血热。在灸法治疗许多热性传染病(如肝炎、菌痢等)已获成效的基础上,周楣声决定奔赴疫区开展灸法防治流行性出血热。在1985年10月举办的全国第二届灸法讲习班上,周楣声宣传了灸法治疗出血热的设想和方案,得到学习班中砀山县人民医院许红梅医师的积极响应,许医师通报了疫情,并进行了协调联络。1985年12月,67岁的周楣声奔赴砀山县人民医院,和传染科医师共同组建了中西医治疗小组,突破重重难关,在砀山安营扎寨。流行性出血热相当于中医的"瘟疫""温病",在当时的医疗条件下引起了很大的恐慌。当时针灸界对于"热证是否可灸"争论激烈。对于梅花灸法,也需要更多的病例来验证,使人相信灸法不仅对流行性出血热有效,而且对其他烈性传染病也有效,才能对这一疗法深信不疑。事有凑巧,传染科刚好收进1例高热、昏迷、抽搐、项强的13岁女孩,发病2天,经检查确诊为化脓性脑膜炎,各种体征比较典型。当晚熏灸百会3小时,嘱其家属连夜施灸,原先体温41℃的高热,至清晨已降至38.9℃,项柔软,神清,可饮水;日间又连续施灸,神清,能对答,思食,夜间仍守原法,各症基本平息,原先WBC为$4.15×10^9$/L,脑脊液WBC为$2×10^6$/L,均已下降至接近正常。前后灸治共约36小时,症状全部消失,又观察2天出院。第一阶段治疗,周楣声在砀山县人民医院连续奋战了32天,收效显效。

　　1988年9月上旬,许红梅医师接诊了1例急性病毒性脑炎的8岁女性患儿。来诊时高热40.5℃,家人介绍,该患儿当年8月突发高热昏厥、抽搐,经当

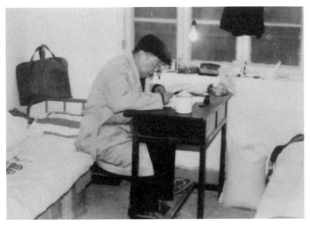
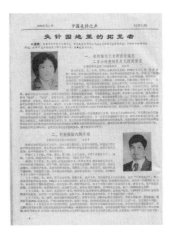

在砀山,周楣声晚上整理资料(拍摄者:蔡圣朝)　　　　许红梅治疗脑炎患者的报道

地医院救治无效,急转徐州某医院传染科,诊断为"急性病毒性脑炎"。收住院抢救20余日,始终高热不退,大小便失禁,颈项强直,四肢痉挛,手足震颤频繁发作,口噤流涎,吞咽困难,嗜睡非睡,微有呻吟,一直处于半昏迷状态。该院会诊讨论决定,认为灸治无望,动员家属带患儿出院。许医师当即采用灸架取百会连续日夜施灸,嘱家长轮流守护观察,始终不更换穴位,患儿各种症状逐渐缓解,手足痉挛停止,能吞咽。灸至第3天的早晨,患儿突然开口叫"爸爸妈妈",并要吃东西,家长喜出望外。此后艾灸减量,每天仍继续灸百会,上下午各3小时。1周后患儿意识进一步恢复,并能扶物站立。15天后,在灸百会的基础上,加灸左右足三里,上下午各1次,每次2小时,目的是防止百会灸量过重而引火下行。20天后,患儿基本恢复正常,能和同伴笑闹追逐。1988年10月初痊愈出院。给一个孩子艾灸了20多天,200多个小时,在当时是大胆的创举。

　　在砀山县人民医院传染病科,灸法治疗了许多急性传染性疾病,比如流行性出血热、化脓性脑脊髓膜炎、结核性脑炎、急性病毒性脑炎、乙型脑炎后遗症等,积累了大量一手临床资料,以上医案周楣声收录在《灸绳》中。

三、针灸诊疗　独具匠心

　　20世纪50年代,周楣声在使用灸架和吹灸仪治疗疾病的过程中,发现持续施灸后在穴位和患病部位之间有一种特殊的感觉,发生了某种奇妙的联系。这种异常感觉或如热水流过,暖洋洋;或如背负重物,有压迫感;或如电流通过,有麻木感;或如冷风吹过,凉飕飕。不同感觉有40多种,令人惊奇的是异常感觉之后病痛也随之缓解。周楣声观察了大量的病例,逐渐发现这种现象存在着某些规律,异常感觉刚开始出现时,只是局限在距离病变部位较远的穴位处,艾热积累到一定程度,向病患处传播,称第一相,这一期为定向传导期。到达患处后在病变局部进一步发生反应,艾热和药力与病变处的邪气相斗争,发挥治疗作用,发热、发凉、盘旋、蚁行、芒刺及压重等感觉持续存在,称第二相,这一期为作用发挥期。第三相有两种现象,病变单纯者,正气与邪气斗争,正胜邪退,异常感觉减退,直至消失,称下降中止期;病变影响多个部位或多脏腑者,异常感觉循经传往他处,继续寻找其他病变,称循经再传期。灸感从出现,到自动消失,可作为一次灸疗治疗量的标准。每次艾灸治疗多长时间是人体自己做出的选择,因此灸感三相具有确定灸量的意义。其次,灸感从灸治的穴位出现,到达病变部位,有助于我们寻找病位。灸感三相,在特定的腧穴持续、恒温施灸,既能治疗,又可用于诊断,因此我们称之为灸感三相诊疗术,是周楣声原创性的特色诊疗技术,被广泛引用、学习和借鉴。

《内经》曰:"有其内必形诸外。"人体是一个整体,体内脏腑的病变反映于体表,表现为各种症状、不适。有些症状是自觉的痛苦,疼痛、痞闷、麻木、酸胀等,而有些则是医生通过按压所发现的。这些找到的压痛点,是全身病理变化

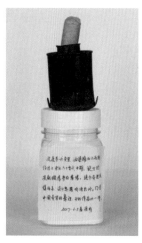

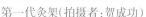

第一代灸架(拍摄者:贺成功)

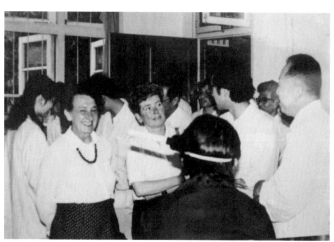

周楣声为留学生展示灸架灸

的反应点,不同于我们常说的阿是穴。这些按压疼痛的反应点,周楣声称为压痛穴,既是全身病理变化在体表的反应点,又是取穴针灸治疗的部位。比如胆囊炎或胆结石发作时,在患者阳陵泉附近找到明显压痛处,也称为胆囊穴,阑尾炎时在足三里下方找到的压痛穴即阑尾穴。压痛穴是体内病理变化反映于体表的部位,运用压痛穴诊断、治疗疾病称为压痛穴诊疗术。

　　阴阳学说将人体部位分为阴阳,腹为阴,背为阳,上为阳,下为阴。腹在躯干的下部,中焦、下焦的位置,六阴之会任脉行于中央,因此腹为阴。背部在躯干的上部,上焦心肺之所,心为阳中之太阳,督脉及巨阳脉膀胱经分布其中,因此背为阳。后背胸椎第3—8椎的区域是全身多系统病变反应的区域,压痛穴及皮肤上的红点、黑点、气泡等异常反应既是病理反应穴,又是治疗穴位。取这些穴位治疗事半功倍,这个区域称为阳光普照区。这种取穴治疗方法称为阳光普照法,在此区域诊断治疗疾病称为阳光普照区诊疗术。艾灸疗法疗效最好,其他如挑割、拔罐、埋藏、敷贴、针刺等治疗均有效。

四、器具治法　另辟蹊径

1.灸具创新

　　"工欲善其事,必先利其器。"传统艾灸疗法以化脓灸、直接灸为主要方法。艾灸时灼痛,吓退了许多患者,再加上传统的艾灸方法种类单一,艾烟大。一个医生手持艾条为一名患者治疗耗费时间长。新中国成立后,周楣声亲自采集艾叶,加工艾绒制成艾条和艾炷为患者治疗。因为疗效显著,患者众多,手持艾条不能满足治疗需要,他改进治疗方法,经过反复试验,将当时的油漆小桶,改造后做成施灸器械,即现在灸架的最早雏形。灸架施灸,艾热恒定,波动小,位置稳定,可以持续灸治。正是灸架的发明应用,周楣声在艾灸治疗时发现了灸法的奥秘——灸法感传规律,总结了灸感三相。中医的经典著作《内经》提出了"虚则补之,实则泻之"的治疗原则,灸法的补泻则以操作方法为区别,用嘴吹气加速艾炷的燃烧为"火泻",艾炷自然燃烧为"火补",因操作的原因"火补"常见,而"火泻"少见。周楣声试验了许多方法,用牙医使用的气囊鼓气、用电吹风加热吹风等,最终发明了喷灸仪。艾烟问题始终是灸法治疗的

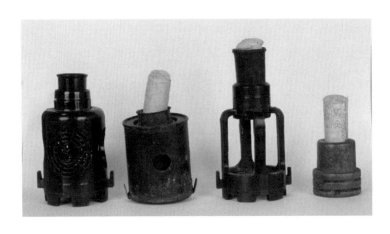

不同时期的灸架
（拍摄者：贺成功）

难题,周楣声从艾灸的材料着手,发明了点灸笔。1985年蔡圣朝跟师周楣声学习,根据周楣声阳光普照法、督脉温阳理论、背俞穴治疗经验,发明了通脉温阳灸方法,包括治疗性的通脉温阳灸治疗器、通脉温阳灸排烟系统、通脉温阳灸聚烟罩,从治疗器、收集艾烟再到排烟系统,发明设计了一整套完整的无烟化治疗流程。

2.火针代灸法

1985年周楣声在砀山县人民医院治疗流行性出血热的时候,还未有专门的火针针具。周老用血管钳夹住大头针中间稍偏向上方,在酒精灯上烧红,对

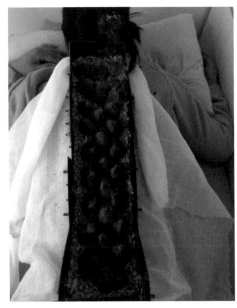

通脉温阳灸治疗器(拍摄者：王明明)

准穴位垂直刺入1毫米左右,以针下冒白烟且能闻到轻微的灼烧味为最佳。一刺即去,连续点刺三五下,每次稍有间隔,不宜重复。对顽固性剧烈疼痛者,刺入后按压不动,留针5～10秒,常有感传出现。周老使用火针代灸治疗流行性出血热并发症腰痛,针腰痛四穴(阴交、命门、肾俞)。

3.鬃针埋藏法

周楣声将20世纪50年代的组织疗法与中国传统的割治、穴位结扎、针刺留针等治疗方法相结合,发明了鬃针埋藏法,曾给十几万患者应用治

疗,疗效显著。以鬃代针新的鬃针埋藏法,较之羊肠线埋藏有许多优越之处。鬃针埋藏法是使用家猪鬃横卧于穴位,本法不需麻醉,简单易行,埋藏后立即可沐浴,仅个别病例有微弱芒刺感,别无其他不适。选穴以一两处为宜,不超过三处,对疼痛及儿童喘息等症,埋藏后当日即可生效,1周左右效果最佳,2周左右即呈停滞状态。

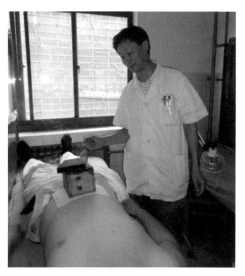

蔡圣朝为患者行灸盒灸(拍摄者:贺成功)

4.特色灸法

梅花针灸学派自第六代周楣声、第七代蔡圣朝,再到第八代贺成功三代人薪火相传,经过70多年的努力,在治疗性艾灸器械和辅助艾灸治疗的器械取得了突破性成果,获得了70多项专利,总结形成了梅花针灸学派独特的吹灸疗法、灸架灸、点灸笔灸法、通脉温阳灸、按摩灸、脐腹灸、胸阳灸、温管灸、温灸器温针灸、温灸器化脓灸、温灸器隔物灸、足灸、肢体灸、头颈灸、罐灸、五官灸(眼灸、耳灸、鼻灸)等单式灸法以及组合灸法,丰富了灸法的内容和种类。

五、时间针灸 与众不同

周楣声早年曾行医于皖东、苏北。1943年参加新四军卫生组织的"新医班",学习中西医理论知识并结业,后在新四军举办的半塔"保健堂"行医。1957年,周楣声到姑妈家做客,无意间发现家传针灸典籍。喜爱读书的周楣声在整理、翻看姑妈家旧书的时候,发现了家传的《金针梅花诗钞》残本,书中不但记载了家传梅花派特色的导气法(通气法、调气法、助气法、运气法)和诱、敲、压、通气、调气、助气、动气等辅助针刺手法,还记载了不同于子午流注针法的周氏家传脏气法时时间针法和移光定位时间针法。

移光定位和脏气法时时间针法具有完整的理论体系,是一种按日按时与子午流注理论体系相同而方法又有不同的针刺方法,其作用"顺阴阳而调气血"。

脏气法时针法包括两种针法:其一为脏气法时迎随补泻法;其二是脏气法时阴阳调燮法,两者可以互为羽翼,随宜取用。

移光定位时间针法是在《内经》天人合一与脏气法时的思想指导下,把自然界的阴阳矛盾和生克制约的这些周期性现象和节律,与人体脏腑经络气血流注的盛衰节律互相配合,同十二经的主要腧穴相联系,按日按时顺阴阳而调气血以取穴治病。《素问·八正神明论》曰:"问曰:用针之服,必有法则焉,今何法何则? 答曰:法天则地,合以天光……凡刺之法,必候日月星辰,四时八正之气,气定乃刺之……是谓得时而调之,因天之序,盛虚之时,移光定位,正立而待之。"《素问·六微旨大论》对移光定位一词又加以阐释:光,乃日光和月光;位,乃孔穴的位置。即根据日光和月光移动的规律,而采取相应的孔穴针刺治病,这是符合生物节律与内外界环境统一性的基本规律的。

六、互动体验 实训教学

针灸是一门实践性非常强的学科,临床实训在针灸教学中占有重要的地位。我们在梅花派特色针灸教学过程中逐渐摸索出一套符合针灸学特点的实训教学法,称之为"互动式体验实训教学法"。互动式体验实训教学法有两个特点:一是在实训过程中让学生自身直接体验灸法,间接观察患者的治疗效果,与千百年来针灸治未病、预防为主的思想相吻合;二是教学过程中让学生广泛参与,师生互动,充分调动学生的积极性。

该教学法目前已经用于通脉温阳灸、吹灸疗法、温针灸、按摩灸、拔罐、针刺法等的临床实训。

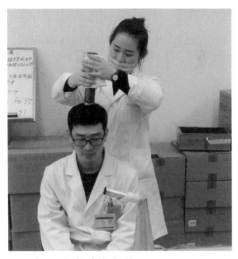

2016年12月,按摩灸实训

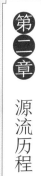

第二章

源流历程

　　梅花针灸学派,又称"庐阳梅花针灸""梅花派",源于我国灸法泰斗周楣声家传针灸技术,具有近300年的历史,迄今已传承九代,门人弟子遍布世界各地。梅花派因梅花针灸学派第四代传人周树冬素好梅花而得名,"……我今新谱梅花诀,梅花沁心能去疾。年年寂寞在深山,不以无人花不发……光绪壬寅春王月天长沂湖,周丙荣树冬撰"(《金针梅花诗钞·诗序》)。

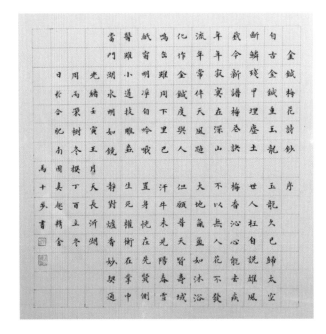

安徽著名书法家马十步作品
《金针梅花诗钞·诗序》

　　梅花针灸学派的学术传承,1979年以前在天长市以周楣声家传、单传为主,1979年周楣声来安徽中医学院工作后学术活动自然转到了合肥,在合肥开枝散叶,传播到世界各地。

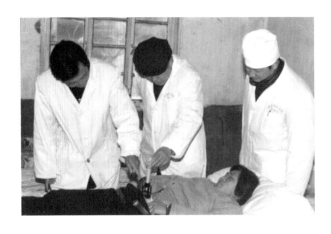

1985年安徽省针灸医院成立灸
疗科,周楣声开展灸架灸

第一节
传承谱系

　　周氏梅花针灸,与中国大多数中医传承一样,有三条传承途径:家传、师承、私淑,在第六代传承人周楣声之前以家传为主,而从周楣声开始广开传承之门,办针灸讲习班、师带徒,出版家族代代相传的针灸典籍,使家族秘传针灸技法公之于众,让更多的针灸同行能够学习。

　　根据《金针梅花诗钞》的记载,《金针梅花诗钞·诗序》成书年代为"光绪壬寅春王月"(1902年正月)。1957年,周楣声在姑妈家无意之间发现了该书的残本,重订后出版,"前记"中记述了周丙荣"受业于乃叔又渠公","内容提要"介绍"书中撷取历代针灸文献之精华,贯穿周氏四世传习之心得",周楣声认为周氏梅花派至周树冬已经传承四代。

　　我们根据零散依据整理出梅花针灸学派的传承谱系。

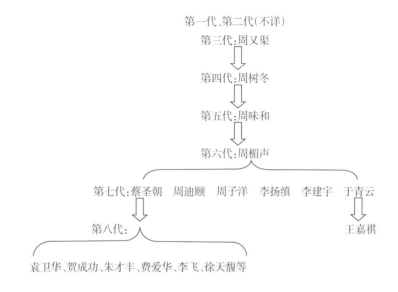

第一代、第二代(不详)

第三代:周又渠

第四代:周树冬

第五代:周味和

第六代:周楣声

第七代:蔡圣朝　周迪颐　周子洋　李扬缜　李建宇　于青云

第八代:　　　　　　　　　　　　　　　　　　　　　王嘉祺

袁卫华、贺成功、朱才丰、费爱华、李飞、徐天馥等

梅花针灸学派
传承简图

第九代:罗星子、姜天鑫、郭峰、钟倩、贺诗琪等

第二节
代表人物

一、第四代传承人

周丙荣(1862—1915),字树冬,天长市人,梅花针灸学派第四代传人,受业于乃叔又渠公,著《金针梅花诗钞》。《前记》云:"1957年夏,余做客于姑母家,为之整曝残书自遣,无意间得《金针梅花诗钞》一稿于故纸堆中,先人手泽赫然在目,悲喜之情实难名喻。"由于战乱等原因,"情迭经战乱,手稿已散失殆尽"(《金针梅花诗钞·诗序》)。其内容1980年又经周楣声增损重订后出版,该书被称为"继《针灸大成》后又一部重视针刺方法,并有所创见的针灸学专著"。书中不但记载了梅花派特色导气法(通气法、调气法、助气法、运气法)和诱、敲、压、通气、调气、助气、动气等梅花派特色针刺手法,还记载了不同于子午流注针法的周氏家传脏气法时时间针法和移光定位时间针法。

周树冬之子周味和为第五代传承人,继承家学。

二、第六代传承人

周楣声(1918—2007),生前是安徽中医药大学第二附属医院的主任医师、教授,著名的针灸临床专家、教育家,全国首批名老中医,新中国灸法事业的奠基人,被业界尊称为"灸界泰斗"。自幼随先辈学习中医,古典文学基础深厚,能诗能文,幼年对金石书画均有涉猎,及从事刀圭以后,乃慨然曰:"虽能撷艺苑之精华,然饥不可食,寒不可衣;莫若入轩岐之堂室,则既可利己,亦可利人。"

1.著书立说,立德教人

周楣声先生治学严谨,博览群书,传承家学,潜心医道,勤耕不辍,博学多才,底蕴深厚,从医70余年,救人无数。毕生致力于弘扬光大祖国医学,授业传道,著书立说,救死扶伤,悬壶济世,先后出版《灸绳》《针灸歌赋集锦》《针灸经典处方别裁》《针灸穴名释义》《黄庭经医疏》《周氏脉学》《金针梅花诗钞》《针铎》《填海录》等。2012年《周楣声医学全集》出版。

周楣声早年曾行医于皖东、苏北。1943年参加新四军卫生组织的"新医班",学习中西医理论知识并结业,后在新四军举办的半塔"保健堂"行医。1979年安徽经省卫生厅批准为安徽省名老中医,同年调入安徽中医学院针灸教研室;1984年调入安徽省针灸医院。周楣声先生曾经获得"全国卫生文明先进工作者"称号;1994年被国务院授予"全国名老中医"称号,享受国务院特殊津贴;为传承岐黄,周楣声先生招收弟子,悉心传道授业,2007年被中华中医药学会授予"首届中医药传承特别贡献奖";周楣声曾任安徽省灸法研究会会长、中国中医药研究促进会理事、中国针灸学会针法灸法研究会顾问、安徽省针灸及气功学会顾问、阿根廷中华针灸学会顾问等。

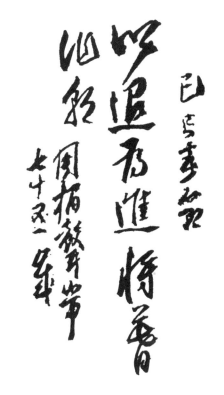

周楣声晚年题写"以退为进,将暮作朝"以自励（原作不见,此从《中国灸针之声》复原石印画）

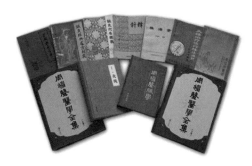

周楣声著作

2.弘扬灸法,矢志不渝

周楣声教授继承了家传的针灸学术,灸法尤为擅长。在当时缺医少药的年代,农场遍地的艾草成为他为患者治病的良药。为解决手持艾条工作效率低下的缺点,使用废弃的油漆桶发明了第一个灸架。灸架设置的弹簧片能够固定艾条的位置,调节艾条与皮肤的远近,使艾热恒定,下端设置了两个挂钩能够用束带固定灸架的位置。在使用灸架治疗的过程中,发现了40余种灸法感传的规律,首次提出"灸感三相"。灸法感传是指艾热治疗位置稳定、作用集中、热力均衡、时间持久、始终作用于一点,当局部力量蓄积到一定程度时,感应离开灸处,开始向病处及远处流行,是灸法诊断、治疗和判断灸量的依据。

周楣声教授大力推行"灸具改革,灸法创新",认为灸效之不彰,主要在于灸法之原始,周楣声教授发明了灸架、点灸笔、吹灸仪,形成了操作完备、有明确适应证的灸架灸、点灸笔灸法、吹灸疗法。至今被临床广泛应用,获得多项国家专利。

首倡"热证贵灸"。灸法在发展的过程中一直存在"热证是否可用灸法治疗"的争论,周楣声教授在长期灸法临床实践过程中观察到灸法治疗阳证疮疡、红眼病、外感发热性疾病疗效显著,1984—1987年在砀山县应用灸法协助治疗流行性出血热,明显地提高了治疗效果,从而得出"热证贵灸"的论断。灸架灸治疗流行性出血热病例,火针代灸治疗流行性出血热所致的腰痛,灸架熏灸百会抢救治疗高热昏迷的患者,《灸绳》记载了大量这样的病例。家属帮助患者持续施灸百会,时间长达200~300小时。

"以退为进,将暮作朝",这是周老退休后的写照。1989年编撰2期《中国灸针之声》,成立九洲灸法联谊会筹备组,积极倡议成立安徽省灸法研究会,并于1992年成立全国第一家

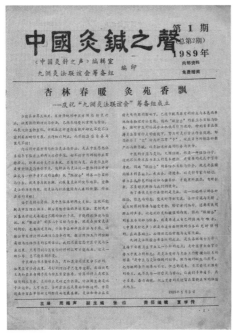

1989年编撰《中国灸针之声》,成立九洲灸法联谊会筹备组

省级灸法研究会,2000年安徽省针灸医院成立灸法临床研究室。

周楣声晚年著书立说,研究灸具,为振兴灸法奔走呼号,曾写道:"桑榆虽晚,终存报国之心;灸道能兴,愿效秦庭之哭。"

3.传承教育,绵延不绝

通过多种形式传承发扬家传梅花派学术,既有家传、师承,又有继教班、学术交流会等其他的传承方式,不拘一格,门人弟子遍布世界各地。

其子周迪颐,在行政工作之余,大力宣传针灸疗法,倡导灸疗保健。其侄子周耆林,从事中药加工、制剂工作。其孙周子洋自幼接受家庭熏陶,跟随祖父学习中医,又经安徽中医药大学系统学习,临证经验丰富,现在美国从事针灸临床和教学工作。从周子洋大学开始,周楣声亲自指导其学习中医经典和家传针灸典籍。

跟随周楣声传承学习的学术继承人有蔡圣朝、魏从建(现在瑞士)。以其他方式继承周楣声教授学术精髓者不计其数,遍布世界各地,如柯利仁(现在日本)、王玉(现在阿根廷)。

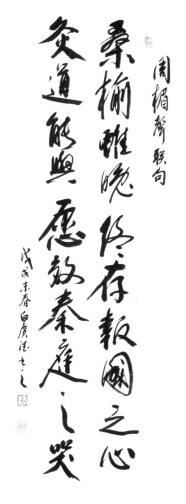

周楣声书

周楣声教授在安徽省针灸医院工作期间,从1984年冬季至1987年夏季连续举办4届全国灸法讲习班,共有140余名来自全国各地20多个省、市、自治区的教学、科研、临床工作者及灸法爱好者参加学习。

三十多年过去了,当年灸法讲习班学员已经成为全国各地针灸行业领军人物或行业骨干,古老的灸法进一步为世人所了解和重视,在中医医疗保健中焕发出新的生机和活力。

周楣声教授以讲授灸法基础理论和传授灸法临床经验为主要内容,同时还邀请了有关专家讲课及安排了有关学术讲座,通过学习,要求学员对灸疗的理论及方法能熟练掌握,每人完成一篇灸疗的学习论文。结业时发结业证

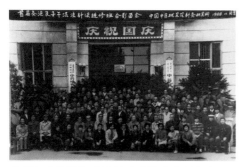
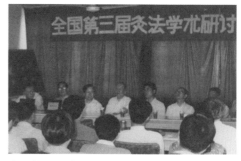

首届灸法及子午流注针法进修班合影留念　　全国第三届灸法学术研讨会

书。学员系统地学习了灸法理论并以针灸医院作为实习基地进行了实际操作。

三、第七代传承人

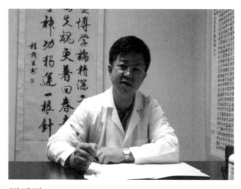

周子洋

周子洋少时常去卫生室看祖父为人治病。高考考入山东中医学院，再转学到安徽中医学院，在祖父身边完成大学学业。研究生毕业后又回到祖父所在的医院，任针灸医师，接受祖父的全面指导。

周子洋自幼接受家庭熏陶，跟随祖父学习中医，又经中医药大学和研究生院系统学习，临证经验丰富，现在美国从事针灸临床和教学工作。

四、第八代传承人

王嘉祺，袁卫华，贺成功，朱才丰，费爱华，李飞，王丽，秦晓凤，王丛军，徐天馥，曹云燕，Paillard Florian(法国籍，白冉旭)，崔倩倩，张瑜，王金，楚二星，丁明俊，盛丹丹，桂高飞，徐婉月，余霞平，杨坤，吴萌萌，吴静，王燕，王倩，代飞，高大红，朱婉丽，王嘉琳，钱见见，丁诺诺，陈玲，王莹，马小燕，蔡倩云，牛馨艺，龙红慧，李健，张凯婷，陈婵，秦少阳。

第三节
代表著作

一、《金针梅花诗钞》

《金针梅花诗钞》由第四代传承人周丙荣所著，成书于1902年，是梅花派的代表性针灸著作，由于战乱等原因遭到毁损，1980年周楣声增损修订后出版。

本书文辞典雅，音韵和谐，亦可作为研习医古文之一助。书中所举梅花派各法，实为其他书所无，别具一格，足为针苑增辉。全书上、下两篇，写作特点是首列诗歌（326首），次陈经典，删繁就简，首尾贯通。上篇为针道，扼要叙述了古代刺法，对用针的各项要领有深入浅出的阐发，共分为因时、察形、识禁、审经、辨脉、认症、忌偏、选穴、先后、取穴、择针、进针、持针、深浅、候气、导气、补泻、中机、防晕、留针、出针等21节。

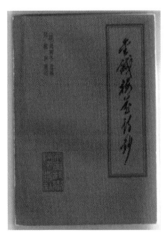

《金针梅花诗钞》

下篇列举十四经之要穴，标其用，以诗言穴，记诵方便，与以往针灸著作相比亦有推陈出新之处。书中着重于刺法之条陈，自进针之初至出针之后，条理分明，井然不乱，不但记载了梅花派特色通气法、调气法、助气法、运气法、特有的导气法和诱、敲、压、通气、调气、助气、动气等梅花派特色针刺手法，还记载了不同于子午流注针法的周氏家传脏气法时时间针法和移光定位时间针法。

二、《灸绳》

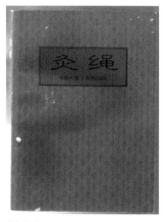

《灸绳》

《灸绳》为周楣声所著,初稿于1958年初具雏形,1984年开始连续4年作为全国灸法讲习班的试用讲稿,经过多次修改和完善,于1998年由青岛出版社首次出版,历时40年,现已多次再版。本书独辟蹊径,在灸法理论和临床等方面提出了许多创新性的见解,为灸法的传承与创新做出卓越贡献。

书中着重论述了周楣声对振兴灸法的思考、运用中医理论和方法研究经络学说、经络系统在针灸疗法中的地位、针法和灸法功效的联系与异同、灸法应用的特点及原理等,并在下篇中列举了灸治流行性出血热、灸法治疗各科病症的验案。周楣声立足临床,为普及灸法,研制出艾条熏灸器,受到当时卫生部领导的高度赞扬。

书中提出一些观点:

1.率先提出"振兴灸法",明确指出振兴灸法之方向

化脓灸在治疗过程中往往因疼痛感较重,使人产生畏惧心理;《内经》所述的"火泻"灸法以嘴吹气治疗费力费时不利于灸法推广;艾烟在起治疗作用时的空气污染;灸法是否可以治疗热证的学术争论;以及近代以来"重针轻灸"的思想也影响了灸法的传承,因此,他在《灸绳》中提出了振兴灸法五要点:① 中医理论是针灸治疗疾病的基础,研究针灸理论、振兴灸法必须以中医学说为核心。② 振兴灸法必须以"艾灸"作为基础,任何光电学领域内的针灸疗法,与传统针灸方法并不具有"血缘"关系,不能相提并论,而艾之热,更非其他发热的物质所能代替。③ 灸法是针对腧穴进行的,艾热必须作用于孔穴的一点上,才能出现感传,发挥疗效,应当以腧穴为根本。④ 革新灸疗器具是振兴灸法的关键。直接灸造成的创伤与疼痛,温和灸产生的烟尘,是医生和患者拒绝灸法的原因,而以光电为替代热源疗效有限。⑤ 重视急性病与器质性疾病的

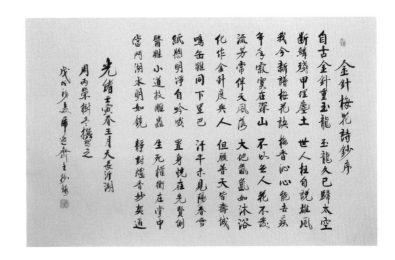

金针梅花诗钞序

研究,提出了"临床症状就是最简单、最可靠、最现实的客观指标"的观点。

2.系统总结灸感规律,提出"灸感三相"

20世纪50年代,周楣声在使用自制灸架为患者治疗时发现患者有不同的感传现象,而临床疗效相比无感传者好,后来他又进行了吹灸器用于灸感与疗效、灸量的研究。在《灸绳》中描述了34种灸感感传路径与形式,如循经至病、自病入经、表里交流、汇合重叠、吸引靠拢、改道跨越等,在这些规律中进一步总结了灸感三相。同时书中提出,灸感的感传受生理、病理、时间、个体等条件的影响,刺激量的蓄积、年龄与性别的差异、个体素质的不同、时间和环境的影响、病理变化的性质以及操作的态度与信心等均可以显著影响灸感的感传。

3.首倡"热证贵灸",撰写"热证贵灸赋"

灸法是否能够治疗热证一直是针灸界争论的焦点。周楣声根据自己治疗痈疡、红眼病等热证的临床经验,提出了"热证贵灸"的观点,打破了热证忌灸、禁灸的认识。《灸绳》书中"热证用灸的注意事项"特别强调了发热病例中用灸退热的三种临床表现:一是当时退热,但必须连续施灸方可巩固;二是灸时或灸后不久,热度反而上升;三是热证宜灸,并非说对任何类型的高热,灸法是均为唯一的治疗手段。针灸治热证的意义是阻断恶性循环、稳定内部环境、恢复代偿功能、消除劣行冲动。

4.灸针说与针灸并重

"灸重于针",周楣声有感于针道兴,灸道衰,大家只知有针而不知有灸,灸法有良好的治疗效果而不被重视,在《灸绳》中多次提出"灸针学"与"灸针疗法",但并不意味着要"存灸废针"或"重灸轻针",目的在于使"重针轻灸"的偏向得到补救和矫正,重在互相补充。《灸绳·灸赋》云:"灸不忘针,彼此互为肱股;法因病异,取舍贵在权衡。"

三、《针灸经典处方别裁》

周楣声于1972年完成初稿,经过20年的不断补充、总结,在门人弟子杨明、蔡圣朝、魏从建的协助、整理下,于1992年出版。周楣声认为针灸所用的

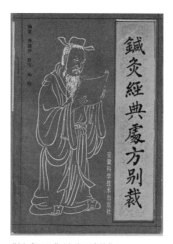

《针灸经典处方别裁》

孔穴相当于中药,由单个或数个穴位组成的有效穴组相当于方剂。本书以中药汤头的形式,拟定方名,注明出处,疏其要义,衍为歌括,记用方便,按照中药方剂大(十穴以上)、小(二至三穴)、缓(以用于慢性病为主)、急(以用于急性病及急救为主)、奇(以单穴或经外奇穴为主)、偶(以阴阳相济,表里同治为主)、复(以两个习用的针灸成方联合应用为主)七方加以分类,共148方,阳光普照法、吹灸疗法就载入其中。

本书根据各种疾病的不同见证,引经据典,选用不同的或针或灸的治疗良方与法则,有的放矢,进行具有针对性的对症治疗。

四、《周楣声脉学》

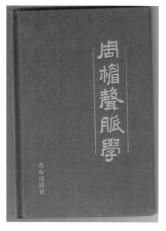

《周楣声脉学》

全书分上、中、下三篇。

上篇明确指出中医脉学是根据人体发病过程中的各种具体条件影响下,从血液循环的动力学与寸口处桡动脉搏动的各种微细变化,来推断生理功能与病理情况的一种独具风格和形

式的诊断方法。把有关中医对脉学方面的认识和见解用现代医学观点加以阐释,使每种脉象都有它自己特定的内容和病理依据。

中篇主要阐述左右寸口分候脏腑机理。对于两手寸关尺六部分候脏腑的机理,试行用寸口脉乃是心血管之脉与经络系统之脉的"融合"这一观点做出阐析,虽然"左手寸关尺三部分候心肝肾,右手寸关尺三部分候肺脾命"这种观点与认识仍存在,但实际上,老一辈中医界同人对这一思想已日趋淡漠,而在新一代同人的头脑中,自然了解更少,对此特提出试行用经络学说作为阐释的依据。

下篇为"脉象分类及各种脉象的病理基础",提出新的脉象分类的标准,并吸收临床上常能见到的为西医所称道的5种脉名,中西合流共为36种脉象,依照二分法的划分原则,分为形态和节律两大子项,划分若干亚类。为了弥补中医论脉抽象的偏弊,按照每种脉象有关的病理因素,对每种脉象附有病理因素示意图。把脉象从抽象概念推向具体概念,力求能言之有物,持之有据。

五、《黄庭经医疏》

《黄庭经》曾兴盛一时,历来注本很多,皆以道经注道经,晦涩费解,参考诸家注述进行理解,错误之处参照他本或径予改正,其中大部分是言脏腑的功能,是中医的理论基础;其次,皆列叙吐纳漱咽之功,是气功的圭臬。周楣声从医经的角度出发,撷《素问》《难经》之旨,阐《黄庭经》之微,钩抉其含义,并力求文理通畅,历10年方完成初稿。

《黄庭经》书名取义。考察道儒各家注解对"黄庭"的取义,提出看法。认为,在道家来说,人得太和之气而生,谷得太和之气而成,太和亦即中和也。故黄者乃太和之气凝聚之色也,庭者朝廷颁布典章之处。故"黄庭"者,乃人身太和之气传输,运转与调度之中心也。可见"黄庭"的部位是有名而无其处,行其处而无其位,

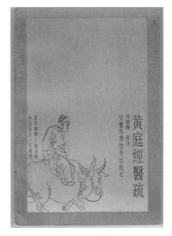

《黄庭经医疏》

有其位而无其形。在外则是天中地中与云霞之上,在内则是脑中心中与肝脾之间,是天地人三才的聚合,是精气神三宝的泉源。

《黄庭经》划分内、外、中三篇。内、外篇沿用董德宁《黄庭经发微》序例中所说,将内篇分为三十六章,以象老阳;外篇分为二十四章,以象老阴。《黄庭中景经》并无章节之分,首尾相连,阅读殊感不便,将《中景》分为十二章,以象十二月与十二时辰。三篇共分七十二章,以象七十二节。

六、《针灸穴名释义》

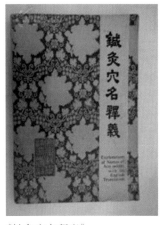

《针灸穴名释义》

对针灸穴名的解释散见于历代中医典籍之中,但均属一鳞半爪,缺少专著与系统论述。本书中应用穴名取义的内容广泛深邃,参考历代有关文献,对十四经361个穴名,全部引经据典注释完成。书稿根据1983年全国针灸穴名会议精神,对每一穴名先解字、后解词,力求简要明畅。其中约有80个穴名含义比较明显,各家多无分歧,还有280个左右的穴名,各家意见互有出入,除解字解词外,多方考证,加添注解,以图反复阐明。

本书有中英文两种文字,译文由黄时泰、张载义两位老师承担。全书分上下两篇,上篇为概述部分,叙述了穴名释义的目的和作用,探讨了导致穴义混乱的原因,并对穴义内容进行了分类。其一穴义命门采取取象比拟的方法,与天文星象和气候比拟,与地理地形比拟,与居处和社会形态比拟,以人体脏象与官制比拟,与衣着服饰比拟等命名;其二穴义命门采取审形推理的方法,以所在与邻近部位推理命名,以人体局部形象推理命名,以孔穴的功能推理命名,以经穴的彼此关系推理命名,以取穴时的特定体位推理命名;其三不能用以上两种方法命名的其他零星命名法,如譩譆是以取穴时的反应命名,阴郄、郄门是以经穴简称命名等。对穴名释义力求做到以下八点要求:旁通《道藏》,兼涉训诂,勿泥古义,力求简练,明辨玉石,筛选穴义,考订穴位,推陈出新。下篇按十四经循行顺序和经穴出现顺序予以逐一条析、解释,书末附引用书目。

七、《针铎》

　　《针铎》由周楣声、周志阳、李扬缜等合著。铎者所以宣教化、明政令也。针之云铎,宜所以正视听、明法则耳。针之视听要在明其用、识其宜,而在这方面的鸿篇巨制,可谓汗牛充栋。而针之法则,其一是重在手技,其二是重在选穴。手技得法,选穴得宜,则针之为用,无过于此矣! 此正是本书的目的。

　　本书分上、中、下三篇。上篇为"针刺手法基础",分进针手法、运针手法、补泻手法、出针手法四章。对针刺的各个主要环节,评论与推荐并重。针刺作用的发挥是通过不同阶段中变换不同的手法而实现的,故针刺的全过程也是手法操作的全过程。

　　中篇为"时间针法评介"。首先提出对时间针法的认识与体会,并对时间针法与生命科学

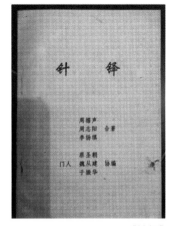

《针铎》

周氏家传针法歌

的关系作了概括说明。其次对"子午流注针法"提出疑义,认为"子午流注"时间针法理论体系残缺牵强,不能与"顺阴阳而调气血"的原则相吻合。最后推介周氏家传的"移光定位"与"脏气法时"两种时间针法。时间针法是运用生物活动的节律周期与干支五行的运转周期配合,以按日按时开穴治病,所不同的是移光定位的脏气周期与干支周期首尾一贯,关系鲜明,决无中断与跨越,医者可以从当天的时辰当中,找出应开的时穴。"脏气法时"针法有两种配穴原则:一是脏气法时迎随补泻法,二是脏气法时阴阳调燮法。

下篇为"针刺歌赋集锦",乃历代针家临床经验之总结。以七言者为准,分层别次,共分为六个部分,共有诗歌117首,并一一注明出处,重新做出解说,以便检阅查对,借资参考。

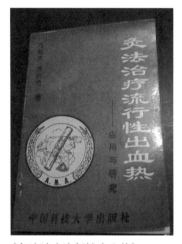

《灸法治疗流行性出血热》

八、《灸法治疗流行性出血热》

本书由周楣声所著,不但对"热证宜灸"的理论作了细致的探讨和说明,更对流行性出血热与中医的瘟疫病进行了对照和比较,并从中医四诊与临床辨证提出了自己的观点,又在这个基础上提出了应用灸法向艾滋病进军的目标和方案。

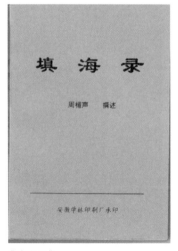

《填海录》

九、《填海录》

本书是周楣声晚年的一部灸法著作,正如书中序所说:"古人云:医者意也,然亦艺也,艺海也,医亦海也,医艺无涯,孰能究竟,以艺之海而探医之海;以医之海,而论艺之海,更将渺乎不可寻,深乎不可测矣!且海为百川之所汇,万物之所归,江河仅足供其杯水,泰岱只可作为盘飧,乌可得而填乎! 然而愚公有志代代移山,精卫无知朝朝填海,此虽妄想与徒劳,愚不可及,而其志则可嘉,其情亦可悯也!……能为振兴中医与灸法事业而死,死得其所,死而瞑目,死而无憾矣,或可谓涅槃之意。"

十、《蔡圣朝临证治验》

蔡圣朝主任医师系周楣声先生的得意门生。本书上篇着重介绍了蔡圣朝防治老年病的学术思想和针灸学术思想。下篇列举综合运用理、法、方、药、针等方法治疗的临床医案。

书中强调任督二脉在经络学说中的核心地位,既重视运用督脉温经通阳,又善用任脉调任复元;将经络辨证与脏腑辨证相结合,形成了独具特色的经脏辨证为核心,重视审因论治;在治则治法上提倡治病求本、以平为期,倡导针药结合的治疗理念,注重"精疏取穴",主客配穴。并从历史发展、渊源、操作方法、治疗工具、分类方法、注意事项等方面系统介绍了运用火针疗法、放血疗法、鬃针埋线疗法、天灸、灸法等方法临床治疗的经验。详细介绍温泻、温通、温补的治疗作用和梅花针灸学派特色的梅花二十四灸,包括蔡氏通脉温阳灸、隔物灸、数联组合灸法、按摩灸、脐腹灸、胸阳灸、吹灸等灸法等。

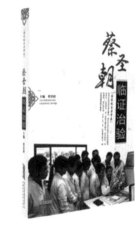

《蔡圣朝临证治验》

十一、《灸治疗法》

本书为蔡圣朝、李杨缜编著,介绍了近80种常见疾病,近110种灸治方法,在继承传统医学的基础上结合作者的临床经验,光大中国传

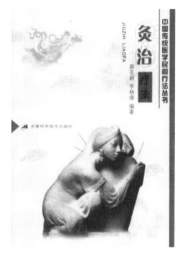

《灸治疗法》

统医学民间疗法。

十二、《图解人体经络使用手册》

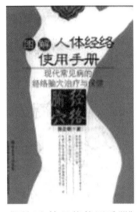

《图解人体经络使用手册》

　　本书由蔡圣朝著,因循悠久的中医养生保健理论,以图解的形式介绍人体十四经络与常用保健穴、常用易行的经络刺激手法、现代常见病的穴位治疗与保健的自我操作方法,为关爱健康的非专业人士提供简单易学的自我保健知识。传统中医学认为,人体经络疏通平衡乃人体各部分平衡的基础,常用一些刺激方法作用于腧穴,调整经络和脏腑的功能,平衡人体阴阳,便能达到保健、延寿与康复的功效。

第二章

学术成就

一、热症贵灸与热证贵灸

"热证是否可灸"一直是针灸界争论的焦点。梅花针灸学派第六代传人周楣声教授在长期大量临床实践的基础上,使用灸法治疗疮疡、丹毒、乙型病毒性肝炎、流行性出血热等热证,疗效显著,提出"热证贵灸"的学术观点。《灸绳》中用了"热症"和"热证"的表述,周老认为针灸是针对"症"治疗的,灸法在大椎穴治疗发热的症状时有退热的效果。症是征候,由病产生,有是症必有是病,有是病必有是症,症是人体在遭受病理因子侵袭时所产生的病理反应。证是一组症状的概括,辨证乃施治的第一步,所谓辨证就是以不同的病理体征所归纳出的不同的认识体系,为治疗指明方向。周老认为,热症禁灸是后人对《伤寒论》的误解,非仲景本意。

1.热症禁灸的错误根源

1)热症禁灸是对《伤寒论》的误解

后人对《伤寒论》书中"火逆""火害"的描述作了过高或偏重的理解,发热禁灸的误解形成了,凡属发热病症均属禁灸之列,奉为科律,致使灸效长期湮没,得不到应用。《伤寒论》全文论及"热"与"火"治疗手段的条文共28条,31处,非单指灸法。太阳病脉症16条,阳明病脉症1条,少阳病脉症1条,少阴病脉症4条,厥阴病脉症3条,不可发汗脉症1条,不可下脉症2条,称为火熏、被火、火劫者11处,称为温针、烧针者8处,称熨者2处,称灸者10处。火劫、被火、热熨、火熏、烧针、温针,以及各种灸的名称、方法,也表示作用强弱不同,作用面积大小不一、形式多样。

10条论灸当中,只有4条认为用灸不当会出现咽燥、唾血、焦骨伤筋、腰以下重而痹几种不良反应。是否出现上述4条症状,与具体灸法和施灸部位有关。艾炷大、壮数多、疮面大、创口深,则可能出现焦骨伤筋;头部及上肢施灸,可能出现咽燥、唾血;腰骶部灸疮可能出现下肢沉重、腰部活动不利。如能掌握作用量和作用方式则可避免以上情况。古人所说火疗非单指灸法,火劫、火熏等是古代作坑烧地,布桃叶、松柏叶、菊花、稻草及其他药物,盖卧熏蒸取汗之法,热力强烈,全身受热,大汗淋漓,亡阴耗液。这些归咎于灸法非仲景原意。

《伤寒论》及后世并未禁止灸疗的使用,太阳病脉症中说:"太阳病三日已发汗,若汗,若吐,若下,若温针而不解者,此为坏病。""二阳并病……阳气怫郁在表,当解之,熏之。"《东医宝鉴》引《得效方》曰:"伤寒初得一二日,头痛恶寒,宜灸巨阙、上脘各五十壮。"艾不仅灸用,而且内服,《肘后方》:"伤寒及时气温病头痛,壮热,脉大,取干艾三斤,水一斗,煮取一升,去滓,饮服取汗。"

由于张仲景在医学上的地位,被尊为医圣,因而其只言片语被后人信奉不移,误解仲景关于用"火"的各种不良反应,归咎于灸,使热症禁灸误传千年。

2)热症禁灸是金元医家所造成的影响

刘完素倡"六气皆从火化",认为疾病多因火热而起,治疗疾病多用寒凉药,提出辛凉解表、泻热养阴的治则治法。后世称为寒凉派,对热症不能用灸。

张从正,以擅长汗吐下三法为主,治病重在祛邪,邪去正自安。《儒门事亲》重视放血疗法在热病中的应用,认为出血是红汗,热随血出,这与其汗法思想相同,而认为"热症用灸是两热相搏,犹投贼以刃,以热投热,毋乃太热"。又说"诸痛痒疮痛,皆属于火,燔针火针是何义也"。张氏反对热症用灸。

朱丹溪认为阳常有余,阴常不足,治病多以滋阴降火为法,世称养阴派。与热症用灸不相容。

李东垣认为人以胃气为本,长于温补脾胃之法,世称补土派。崇古与泥古者推波助澜,对《伤寒论》作了偏重的曲解,作为热症禁灸的典范,误解一发不可收拾。

二、热症可灸的理论根据

1.《内经》中早有"热病二十九灸"的例证

中医经典《内经》并无热症禁灸的论述,反而有"热病二十九灸"之说。《素问·骨空论》:"灸寒热之法,先灸项大椎,以年为壮数……凡当灸二十九处。"意为遭受外伤而感染高热者可直接在该处施灸。

恶寒必伴有发热,《素问·调经论》论述恶寒发热及内热外热的机理:"阳受气于上焦,以温皮肤分肉之间,今寒气在外,则上焦不通,上焦不通则寒气独留于外故寒栗;阴虚生内热者,有所劳倦,形气衰少,谷气不盛,上焦不行,下脘不通,胃气热,热气熏胸中,故内热;阳盛则生外热者,上焦不通利,则皮肤致密,腠理闭塞,玄府不通,卫气不得泄越,故外热。"

灸疗在气虚寒凝与阳气下陷时起重要作用,《灵枢·官能》曰:"阴阳皆虚,火自当之……经陷下者,火则当之,结络坚紧,火所治之。"《经脉》曰:"陷下则灸之。"

2)以《素问·至真要大论》"正反逆从"的治则为指导

《素问·至真要大论》说:"有逆取而得者,有从取而得者……何谓逆从?逆者正治,从者反治。"正治、逆治就是以寒治热,以热治寒,逆其气而折之,是正常的治法。反治、从治是以热治热、以寒治寒,从其气而达之,是反常的治法。

中药内服方面,"正治""逆治"视为常规治法。"反治""从治"在外治法中尤为重视。《理瀹骈文》说:"若夫热症可以用热者,一则得热则行也,一则以热能引热也,使热外出也,即从治之法也。"在太乙雷火条下曰:"寒者正治,热者从治。"表证发热,辛温发汗,亦是热因热用之法。

3)以《素问·六元正纪大论》"火郁发之"为准则

郁是积聚与塞滞之意,五郁为病,即五脏之气不得宣通也。五郁的治则正是热症用灸的依据,《素问·六元正纪大论》:"木郁达之,火郁发之,土郁夺之,金郁泄之,水郁折之。"因势利导,不失时机乃是掌握、支配客观事物的普遍规律,热症用灸也是因势利导、火郁发之的具体应用。张景岳《类经》注曰:"因其势而解之、散之、升之、扬之,如开窗,如揭其被,皆谓之发。"灸法可以使血管扩张、血流加速、腠理宣通,从而达到"火郁发之"散热退热、祛邪外出的目的。

4)后世对热能引热的阐明

《红炉点雪》痰火灸法条曰:"病之陈痼者,非针灸不解。以其针有劫夺之功。第今之针法,得妙者稀,且见效少,若虚怯之体,攸至夭绝者有之。而灸法去病之功,难以枚举。凡寒热虚实,轻重远近,无往不宜。盖寒病得火而散者,犹烈日消冰,有寒随温解之义;热病得火而解者,犹暑极反凉,犹火郁发之之义也;虚病得火而壮者,犹火迫水而解者,以热则气行,津液能流故也……若年深痼疾,非药力所能除,必借火力以攻拔之。"《东医宝鉴》及《针灸集成》引《医学纲目》曰:"灸法所以畅达,拔引郁毒,此从治之法也。"

5）反对热症可灸者也模棱两可，不能自圆其说

反对热症可灸者，持模棱两可态度，亦支持热症用灸，以《针灸问对》为代表。反对热症用灸及天热忌灸时说"若身热恶寒，时见躁作，或面赤面黄，嗌干，咽干，口干，舌上黄赤，时渴，咽嗌痛，皆在外也，但有一二症皆不宜灸。其脉必数，或但数，亦不可灸，灸之患立至"。书中既极力反对热症用灸，又提倡用灸，引卢氏曰："灸法不拘虚实寒热，悉令灸之。"又引朱丹溪话说："用火以畅达拔引郁毒，此从治之义。"又有《医学入门》说："虚者灸之使火气助元气也，实者灸之使实邪随火气而发散也；寒者灸之使其气复温也；热者灸之引郁热之气外发，火就燥之义也。"

6）大量临床实例的证明

周楣声在大量临床实践的基础上，认为灸法不但可以治疗寒证、虚证，而且能够治疗热证，比如脑炎、肺炎、肝炎、肠炎等，提出"热证贵灸"的观点，打破了热症忌灸、禁灸的认识。流行性出血热属于中医"瘟疫""温病"范畴，以高热、出血、肾脏损害为主要表现。1985—1987年周楣声带领蔡圣朝、唐照亮两人深入流行性出血热的疫区砀山县，积极开展灸法救治流行性出血热患者，有效率达97.47%。《灸法治疗流行性出血热·应用研究》于1992年2月出版发行，是这一成果理论和实践的总结。

三、周楣声热症用灸经验

区分不同的火疗方法，《伤寒论》所述火逆火戒，统指古代各种火疗方法，包括蒸、熨、熨、熏、灸等五种作用于全身和局部的用火方法的总称。

发热是外感和内伤常见的一个症状。周楣声教授应用艾灸法在大椎穴施灸，具有退热的效果，可以用灸架灸、艾条悬灸、艾炷灸，也可选用耳尖穴，使用点灸笔在耳尖快速点按3～7下，每日1～2次施灸。

外科疮疡，阳证，表现为局部红肿热痛。周楣声以艾条在大椎穴和疮疡局部施灸，每次30分钟左右。该方法收录在《实用针灸处方学》，方名"周氏疮疡方"。

周楣声在治疗流行性出血热时，除了用灸架重灸外，还用火针代灸法治

疗,比如百会四针、腰痛四针等针灸处方。

压痛穴在"灸感三相""阳光普照区"中广泛应用,是灸法感传的重要施灸部位,在压痛穴施灸可以较容易产生灸法感传。

四、阴虚可灸论

热证是否可灸,肇始于医圣张仲景《伤寒论》"火逆",争论一千余年。虽然有古代和现代大量文献记载和证实,但仍有人认为,实证可灸,阴虚证不可灸。蔡圣朝认为阴虚证可以用灸法治疗,通过临床防治糖尿病、干燥综合征等病症,疗效显著,因而提出"阴虚可灸论"。

1.灸法作用不同于内科治疗

1)作用途径不同

执着于阴虚不可灸者,将灸法治疗等同于中药内治法,机械地盲从于《内经》"寒者热之,热者寒之",虽有《理瀹骈文》"外治之理即内治之理",但二者同中有异,一是作用途径不同,中药内治法药物从胃肠道吸收;二是作用方式不同,灸法除药物的性味归经作用外,尚有艾火的温热刺激,穴位的特殊作用,不同灸法的温通、温补、温泻作用。

2)灸法作用因素不同

(1)药物作用

灸材主要是艾叶。《名医别录》云:"艾味苦,微温,无毒,主灸百病。"关于艾叶的药用,清代吴仪洛的《本草从新》云:"艾叶苦辛、生温、熟热、纯阳之性,能回垂绝之阳,通十二经,走三阴(肝、脾、肾),理气血,还寒温,暖子宫……以之灸疗,能透诸经而除百病。"将艾叶加工成艾绒,可以做成纯艾炷或纯艾条施灸,亦可加入药物制作成药艾炷或药艾条,如传统的太乙神针、雷火神针,而在隔物灸时将单味中药或依据病症配伍中药加工成药粉再做成药饼施灸。如隔蒜灸解毒杀虫,隔附子灸可回阳固脱,隔姜灸可祛寒温中,隔三七饼灸可活血化瘀通络,隔龟板灸滋阴益肾强骨,以上隔物灸蕴含补泻兼施之意。《丹溪心法》有"有香港脚冲心者,宜四物汤加炒黄柏,再宜涌泉穴用附子末津唾调敷上。以艾灸,泄引热下"。

（2）穴位作用

穴位乃"神气游行出入"的门户,分为经穴、奇穴、阿是穴、耳穴、手穴、头针穴等。穴位的作用各异,如神阙、关元、气海、足三里偏补,有强壮作用;大椎、十二井穴、十宣等偏泻,擅长祛邪;还有其他一些穴位具有特殊作用,如五脏六腑背俞穴,用之调节脏腑功能。《丹溪心法》云:"大病虚脱,本是阴虚,用灸丹田,所以补阳,阳生则阴长也。"丹田即气海穴,长于补气扶正。所以我们在临床中应用灸法治疗时可根据腧穴的特性合理选穴施灸即可提高灸治疗效。

（3）施灸方法分补泻

灸法依据操作分补泻,早在《灵枢·背俞》中就有记载:"气盛则泻之,虚则补之,以火补者,毋吹其火,须自灭也;以火泻者,疾吹其火,传其艾,须其火灭也。"这既说明了补虚泻实是灸法的治疗原则,又列举了两种不同的补泻灸法操作。杨继洲进一步指出:"以火补者,毋吹其火,须待自灭,即按其穴;以火泻者,速吹其火,开其穴也。"

2.灸法治疗虚证的古代文献记载

《大观本草》《千金要方》《名医别录》《本草纲目》等均称灸能治百病,并未指出它仅仅适用于寒证,不能治疗热证。明代龚居中《痰火点雪》云:"灸法去病之功,难以枚举,凡虚实寒热,轻重远近,无往不宜。"

1)"火郁发之""引热下行"是灸法治疗热证机理

《内经》曰:"火郁发之。"艾灸可将郁闭在表卫之邪热发散于外。《医学入门》亦曰:"……实者灸之使实邪随火气而发散也,热者灸之可引郁之外发,灭就燥之义也。"以上论述表明,灸法治疗热证可以"以热引热,使热外泄"。取大椎施灸可退热除烦,《千金翼方》曰:"诸烦热时气温病,灸大椎百壮。"《艾灸通说》曰:"发热,灸大椎二十壮。"

2)阴阳互根互用,灸之则阳生阴长

阴阳互根互用,孤阴不生,独阳不长。阴虚发热证常由内伤久病所致的阴液耗损引起,阴虚则无以制阳,虚热内生。灸法可助阳,以达到阳生阴长的目的。灸法治疗阴虚证,通过艾灸调节特殊穴位可益阳,以冀阳生则阴长,《丹溪心法》云:"大病虚脱,本是阴虚,用艾灸丹田者,所以补阳,阳生阴长故也。"即灸能助元气,元气充盛,生化有源,使元气不断转化为阴精,达到阳生阴长的目的。阴虚发热者,由水火不济,非火之有余,乃火之不足。《景岳全书·火证》提出："实火宜泻,虚火宜补,固其法也。"又在《景岳全书·新方八略》中提出："善补阴者,必于阳中求阴,则阴得阳升泉源不竭。"《红炉点雪》中云："虚病得火而壮者,犹火迫水而气升,有温补热益之义。"因此,可运用艾灸补阳之不足,阳生阴长致阴阳调和,疾病向愈。

3)外科疮疡

外科疮疡痈疽分阴证、阳证,阴证治疗无分歧,但阳证的文献记载历代医家多有阐述。实热痈疡大多是由外感邪毒,内有郁热,热毒互结壅滞肌肤血脉而成。金元刘完素用灸法治疗外科病,认为"疮疡者,火之属,故引邪气出""疮疡已觉微漫肿硬,皮血不变色,脉沉不痛者当灸之,引邪气出而方止"。明代陈实功《外科正宗·痈疽门》曰："凡疮七日以前,形势未成,元气未弱,不论阴阳、寒热、虚实,俱当先灸,轻者使毒气随火而散,重者拔引郁毒,通彻内外。"又曰："盖艾火拔引郁毒,透通疮窍,使内毒有路而外发,诚为疡科首节第一法也。"清代吴亦鼎在《神灸经纶·外科证略》中云："凡疮疡初起七日以前,即用灸疗,大能破结化坚,引毒外出,移深就浅,功效胜于药力。"清代吴谦《医宗金鉴·外科心法要诀·痈疽灸法歌》记载："痈疽疮疡初起如粟,若麻痒痛者,即毒甚也。七日以前,情势未成,不论阴阳,俱先当灸之。轻者使毒气随火而散,重者拔引郁毒,通彻内外,实良法也。"从以上文献记载可以看出历代医家都主张在疮疡初起之时,利用艾叶苦泄辛散之性,施灸法拔毒泄热以治疮疡。

4)骨蒸劳热

肺痨古称"骨蒸""劳瘵""劳嗽"等,以咳嗽、咯血、潮热、盗汗及身体逐渐消瘦为主要临床特征的慢性阴虚内热疾病,古代医家用灸法治疗医案记载较多。《名医杂著》："男子二十前后,色欲过度,劳损精血,必生阴虚动火之病,睡中盗汗,午后发热,哈哈咳嗽,倦怠无力,饮食少进,甚则痰中带血……肌肉消瘦,此名痨瘵。"《外台秘要·骨蒸方》："骨蒸之候,男子因五劳七伤,或因肺痈之后……因兹渐渐羸瘦。"唐代崔知悌著有《骨蒸病灸方》,并称："尝三十日灸活一十三人,前后差者,数过二百。"宋代《苏沈良方》载其法,称"久病虚羸,用此而愈"。《扁鹊心书》记载一医案："一幼女,病咳嗽发热,咯血减食,灸脐下百壮,服延寿丹、黄芪建中汤而愈。"《普济方》介绍使用肩井穴治骨蒸,"若人面热带赤色者,灸之可差"。明代李梴在《医学入门》中认为："虚损劳瘵,只宜早灸膏肓穴,……如瘦弱兼火,亦只宜灸内关、足三里以散其痰火。"显然,所谓"瘦弱兼火",为阴虚阳亢无疑。《神灸经纶》言"传尸痨瘵……每致传人,百方难治,惟灸可攻",穴取腰眼。灸法不但用于治疗肺痨,尚可预防。《扁鹊心书》中记载:"妇人产后热不退,恐渐成劳瘵,急灸脐下三百壮。"

5)消渴病

消渴病分为上消、中消、下消,基本病机为阴虚燥热,病位在肺、脾胃、肾,古代文献有灸法治疗消渴病的记载。《临证指南医案·三消》邹滋九按语:"三消一证,虽有上、中、下之分,其实不越阴亏阳亢,津涸热淫而已。"《景岳全书·三消干渴》:"凡治消之法,最当先辨虚实。若察其脉证,果为实火致耗津液者,但去其火则津液自生,而消渴自止。若由真水不足,则悉属阴虚,无论上、中、下,急宜治肾,必使阴气渐充,精血渐复,则病必自愈。若但知清火,则阴无以生,而日渐消败,益以困矣。"

灸法治疗消渴病,改善其"三多一少"症状。《备急千金要方》记载:"消渴,口干不可忍者,灸小肠俞百壮,横三间寸灸之。"《备急千金要方·卷二十八》曰:"消渴口干,灸胸堂五十壮。"《普济方》载:"治消渴,咽喉干,灸胃脘下俞三穴,各百壮,穴在背第八椎下,横三寸间灸之。又灸胸堂五十壮,足太阳五十壮。"《针灸集成》载:"骨蒸痨热,膏肓、足三里灸之。"《针灸资生经·劳瘵》载:"灸劳法:其状手足心热,多盗汗,精神困顿,骨节疼寒,出发咳嗽,渐吐脓血……灸时随年多灸一壮,如年三十,灸三十一,累效。"

6)阴虚发热

虚热证多是由内伤久病、阴液耗损而致虚阳偏胜。古代文献亦有应用灸法治疗阴虚内热证。元代罗大益《卫生宝鉴》记载一用灸法治疗阴虚发热医案:"健康道按察副使……年二十三,至元戊寅三月间病发热,肌肉消瘦,四肢困倦,嗜卧盗汗,大便溏多,约半载余。请余诊之,诊其脉浮数,按之无力……先灸中脘……又灸气海……又灸三里。"此皆为阴虚热证施灸之记载。

唐代孙思邈使用灸法治疗阴虚内热证,《备急千金要方·卷十九》中记载:"虚热,闭塞,灸第二十一椎两边相去各一寸五分,随年壮。""小腹弦急胀热,灸肾俞五十壮。"《备急千金要方·卷三十》灸涌泉引热下行:"热病,先腰胫酸,喜渴数饮……灸之热去,灸涌泉三壮。"此为肾阴虚火旺施灸。《备急千金要方·卷二十一》记载:"消渴,口干不可忍者,灸小肠俞百壮,横三间寸灸之。"此为胃阴虚内热施灸。《千金翼方·卷二十七》灸汗法中"多汗寒热,灸玉枕五十壮",亦是虚热证可灸的佐证。《神灸经纶》载"诸虚劳热,气海、关元、膏肓、足三里、内关,治劳热良",又载"盗汗,肺俞、复溜、噫嘻,疟多汗亦灸",还载"崔氏四花穴,凡男女五劳七伤,气血虚损,骨蒸潮热,咳嗽痰喘,五心烦热,四肢困倦,羸弱等症并治"。

3.现代医家灸治热证

现代医家在研究古代文献和长期临床经验的基础上认为灸法可以用于热证的治疗。魏稼提出"热证可灸论",周楣声更是在治疗外科疮疡、外感发热、流行性出血热取得很好疗效后,进一步提出"热证贵灸"的灸法学术观点。蔡圣朝临床应用隔物灸防治糖尿病,通脉温阳灸治疗干燥综合征,证明了阴虚证用灸法治疗的科学性及可行性。

1)隔物灸防治糖尿病

蔡圣朝应用隔四君子汤药饼灸背俞穴防治糖尿病,可明显控制血糖水平,改善胰岛素抵抗及血脂水平,降低患者体质指数及腰围。取穴:双侧脾俞、胃俞和胰俞、胃脘下俞,共6个腧穴。药饼:药饼配方选用四君子汤,按党参:茯苓:白术:炙甘草剂量比为2:2:2:1配方,将药物研成细粉,做成直径2厘米、厚度0.5厘米的药饼。操作:在双侧脾俞、胃俞和胰俞穴上放置制好的药饼。每个穴位连续施灸3~5壮,以患者感到有热气向体内渗透且局部皮肤出现潮红为度。隔日1次,15次为一疗程。共治灸2个疗程,疗程间不休息。

2)通脉温阳灸治疗干燥综合征

干燥综合征分为原发性干燥综合征和继发性干燥综合征,临床除有唾液腺和泪腺受损,功能下降而出现口干、眼干外,尚有其他外分泌腺及腺体外其他重要器官(肺、肝、胰腺、肾脏)的受累而出现多系统(血液系统、神经系统)损害的症状。相当于中医"燥痹"范畴,中医古籍并无"燥痹"病名的记载,该病名是国医大师路志正教授首次提出并命名,是由燥邪(外燥、内燥)损伤气血津液而致阴津耗损、气血亏虚,使肢体筋脉失养,瘀血痹阻,痰凝结聚,脉络不通,导致肢体疼痛,甚至肌肤枯涩、脏器损害的病证。

蔡圣朝认为,燥痹初起是由外燥所致,病位在肺,病久累及脾肾肝心,基本病机是阴虚燥热,燥热为标,阴虚为本,病程日久阴阳两虚,瘀血阻络。通脉温阳灸在背腰骶部施灸,调节五脏六腑背俞穴,疏通督脉、膀胱经。督脉统摄六阳经,与任脉构成中医小周天,阴阳调和,膀胱经又称"巨阳脉"与肾经相表里,阴阳互通,以达阴平阳秘之目的。

五、灸针说与针灸并重

周楣声有感于针道兴、灸道衰,许多人只知有针而不知有灸,灸法有良好的治疗效果而不被人重视,他在《灸绳》中多次提出"灸针学"与"灸针疗法",但并不意味着要"存灸废针"或"重灸轻针",目的在于矫正"重针轻灸"的偏向,重在互相补充。《灸绳·灸赋》云:"灸不忘针,彼此互为肱股;法因病异,取舍贵在权衡。"

六、穴病相连,经无常道

在十四经取穴治疗,可依据"经络所过,主治所及"理论,治疗经脉循行所过远隔部位的病证。病患在体表的反应,除了可出现在十四经及其穴位外,非经非穴也可出现病理反应,成为"压痛穴"。压痛穴与患处之间存在一定的联系,在压痛穴灸治时灸感沿一定路线到达病处,压痛穴可能在十四经上,也可能在非经非穴处,即周楣声所说的"穴病相连,经无常道"。

针灸所获得的针感和灸感,是一种点、线、面的关系,即由作用点而出现的感传线,由线而及与患处之面。这种线的走向,是以患病的"面"所决定的,既有以生理经络某一段的运行轨迹为其基础而流行扩布,又有以病患所在的位置为其终点。再则在以病(痛)为腧时,也有两种情况必须分清:其一是凡属病患所在之处,也常是痛感所在之处,痛与病相连,两者就不可分割。其二是压痛与触痛反应,既可出现在病患处,更可出现在远离患处的远隔部位。而根据远隔部位的压触痛及其病理反应取穴,感传每可斜趋、直达、横贯、迂回和不受任何脏器的阻隔断面趋赴于患处。其途径不仅与其他经脉分布规律不符,也与经络体系本身的分布状况不合,验证了周楣声"穴病相连,经无常道"的观点。

由针灸所获得的感传现象,是在病理或人为的状态下所激起的感传线,可见于常规的"经络所过,主治所及",也可见于病理状态下的"穴病相连,经无常道"。因此我们在临床上,既不能用病理变化的腧穴来否定常规腧穴的位置,又不能在用常规腧穴的前提下,对病理腧穴的发现和应用提供依据。

七、调任复元

任脉是奇经八脉之一,总任六阴经,调节全身阴经经气,为"阴脉之海"。艾灸烧灼皮肤的温热刺激,及艾叶辛温之性味善走窜,《本草纲目》曰:"灸之则透诸经而治百种病邪,起沉疴之人为康泰,其功亦大矣。"任脉属阴,艾灸属阳,蔡圣朝善取任脉穴灸治正气亏虚病证,以"调任复元"。

1.任脉循行及主病

任脉循行人体前正中线,与督脉、冲脉同出会阴,"一源三岐",《素问·骨空论》曰:"任脉者,起于中极之下,以上毛际,循腹里,上关元,至咽喉,上颐,循面,入目。"《难经·二十八难》无"上颐,循面,入目"六字。

任脉所主病候,主要是下腹部、男女生殖器官及咽喉部的见症。《素问·骨空论》曰:"任脉为病,男子内结、七疝,女子带下、瘕聚。"《难经》曰:"任之为病,其内苦结,男子为七疝,女子为瘕聚。"《素问·骨空论》曰:"其女子不孕,癃、痔、遗溺、嗌干。"《灵枢·经脉》曰:"任脉之络,名曰尾翳,下鸠尾,散于腹。实则腹皮痛,虚则痒瘙,取之所别也。"《经脉·平奇经八脉病》曰:"苦少腹绕脐,下引横骨,阴中切痛。"

任脉穴,主治循行部位少腹、脐腹、胃脘、胸、颈、咽喉、头面等局部病症,以及相应内脏病症,关元(元气虚损病证)、气海(气虚病证、肓之原穴)、神阙(元阳暴脱)、中脘(胃募穴、八会穴之腑会,后天之本)、巨阙(心募)、鸠尾(任脉络穴、膏之原穴)、膻中(心包募穴、八会穴之气会)、会阴治疗神志病证。

2.阴中求阳

蔡圣朝临床重视温阳而又不拘泥于单纯扶阳,注重阴阳互根互用,于阴中求阳。任脉为阴,灸治为阳,调任复元即阴中求阳之法。

明代温补学派的代表医家张景岳《新八方略引》曰:"善补阳者,必于阴中求阳,则阳得阴助而生化无穷;善补阴者,必于阳中求阴,则阴得阳生而泉源不竭。"张氏意思是善于扶阳治疗必须在方中酌情加入滋阴药,那么阳气得到阴液的帮助就可以生化无穷;而善于滋阴治疗的,必须懂得酌情加入扶阳的药物,那么阴液得到阳气的帮助就可以源源不竭。

中医学有"阳根于阴,阴根于阳""孤阴不生,独阳不长"和"无阳则阴无以生,无阴则阳无以化"等论点。意思是说,阳依附于阴,阴依附于阳,在它们之间,存在着相互滋生、相互依存的关系,即任何阳的一面或阴的一面,都不能离开另一面而单独存在。以人体生理来说,机能活动属阳,营养物质(津液、精血等)属阴。各种营养物质是机能活动的物质基础,有了足够的营养物质,机能活动就表现得旺盛。从另一方面来说,营养物质的来源,又是依靠内脏的功能活动而吸取的。以上说明二者是相互依傍、存亡与共的,如果没有阴,也就谈不上有阳。如果单独的有阴无阳,或者有阳无阴,则势必如《内经》所说的:"孤阴不生,独阳不长",则一切都归于静止寂灭了。

《素问·生气通天论》曰"阴平阳秘,精神乃治"。因为阴阳互根,阴在内为阳之守,阳在外为阴之使,所以阴气平和,则阳气固密,而精元不失,神识正常。

3.调治方法

蔡圣朝善于运用灸法取任脉温壮元气以扶正,调任复元,除灸法治疗,还有埋线、针法、敷贴等。

1)神阙穴的应用

神阙穴,俗称"肚脐眼",乃神气之穴,保生之根。脐为先天之结蒂,后天之气舍,介于中下焦之间,又是肾间动气之所在处,故神阙穴与脾、肾、胃关系最为密切。《苏沈良方》云:"人之在母也,母呼亦呼,母吸亦吸,口鼻皆闭,而以达脐,故脐者生之根也。"故神阙是人体生命之根,真气所系之处。因此,用灸法或药物敷脐均通过脐部由经络循行直达病所,起到疏通经络、调达气机、扶正祛邪、调整阴阳的作用而令病愈。脐带是胎儿营养物质供给和代谢产物排泄的通道,其脱落后形成肚脐。神阙穴结构薄弱,且其周围血管、神经极其丰富,因此具有较为强大的感受和传导功能。

神阙穴多用灸法、穴位贴敷、拔罐、温熨,禁针刺。如晋朝皇甫谧《针灸甲乙经》载灸神阙治疗水肿、肠鸣、不孕症,禁针刺,"脐中,神阙穴也,一名气舍,禁不可刺,刺之令人恶疡溃矢出者,死不治"。唐代《千金翼方》指出灸神阙可治霍乱。宋代《针灸资生经》记载灸神阙可治小儿奶利不绝、鼓胀、泄泻、脐疮及小儿脱肛等症。明代杨继洲《针灸大成》载:"脑户,囟会及神庭……神阙会阴上,横骨气冲针莫行。"明代《针灸聚英》在神阙穴治疗范围上增加了风痫、角弓反张。明代张介宾《类经图翼》载"神阙当脐中,灸三壮,禁刺,刺之令人恶疡溃矢,死不治……或以川椒又代盐亦妙"等。清代《采艾编翼》提出以神阙为界,神阙至巨阙任脉穴治腹中病症,神阙至会阴任脉穴治男女气血不调。清代《医宗金鉴》指出神阙主治百病,如老人虚泻、妇人产后腹胀、小便不通等。《金针梅花诗钞》:"纳炒盐令满,用姜片盖定,灸二三百壮有大效。或以川椒代盐亦妙。禁针。神阙正在脐中央,禁针多灸纳盐良,中风尸厥人不省,肠鸣泻痢与脱肛。"

蔡圣朝多用神阙穴隔盐灸、隔姜盐灸、隔川椒灸、穴位贴敷、拔罐、温熨等方法扶正温阳、调理脏腑功能、延缓衰老、防病保健,治疗肾病、脾胃病、妇科病、颈肩腰腿疼痛等脾肾阳虚证。

2)膻中穴的应用

祖胸露乳,此处又正当其中。膻中穴,在现代医学的解剖部位属于肋间神经分布区,针刺该穴后所产生的神经冲动沿肋间神经上行,通过神经元链上行至大脑,刺激脑干网状系统,使全身血液重新分配,改善血流量。针刺膻中穴的刺激信号,提高了该区自主神经的调节功能。

膻中为任脉经穴,心包之募穴,气会,气海。作为宗气所聚之处,膻中可通心肺,运行营卫之气于全身,改善气机运行失常的症状,调节心、肝、脾三脏的功能,达到调和阴阳的作用。《灵枢·海论》云:"气海有余者,气满胸中……"《普济》中有:"膻中为气之海,然心主为君,以敷宣散令,膻中主气,以气有阴阳,气和志适,则喜乐由生……"

膻中穴,作为八会穴之气会,汇聚脏腑经脉之一身宗气,是疏利气机的要穴,正如《普济》言:"膻中为气之海……膻中主气……气和志适,则喜乐由生。"心包络其本为"络",心之脉络,脉络主运行气血,供养心脏,濡养心神。《灵枢·胀论》曰:"膻中者,心主之宫城也。"

膻中穴,作为心包经的募穴,能够畅达气机,宽胸散结,宁心安神,是心包络之经气聚集、汇合于胸腹部之所。心包络者,代心受邪也,心伤则心包络亦伤;反之心包络失职,则加重心之损伤。膻中穴可以卫护心包,拒邪入侵,免受邪扰,心包安则心安,心神乃定。张介宾认为"心包络是包心之膜络",《灵枢·邪客》云:"诸邪之在于心者,皆在于心之包络。"

膻中穴为任脉之要穴,居上焦,可疏理五脏气机,调节神志,维持神志活动的平和。任脉总任诸身之阴经脉气,汇统三焦,上可调畅上焦之宗气,中可调理中焦水谷之气,下可调补下焦之原气,合而为之,通调一身之气,故治理气机,顺气解郁。任脉经穴既可疏通局部郁阻之气,又可畅达全身之气机,理气解郁。

膻中穴,可针刺、艾灸、穴位贴敷治疗心肺上焦病症,维持心肺功能,调畅气机,治疗肝气不舒所致的郁证。《金针梅花诗钞》:"心包之募气之会,两乳中间膻中位,噫气喉鸣咳唾脓,乳痛乳少均足贵。"

3)中脘穴的应用

中脘指穴位当胃体的中部。

《金针梅花诗钞》曰:"中脘与上脘、下脘合称三脘,均有宽中快膈、行气消胀、软坚化湿、开郁培土之功,对肠鸣、腹胀、泻痢、食不消、反胃呕吐等病皆有效。"因手太阴之脉起于中焦,还循胃口,故上脘对虚劳痰多吐血等症为好。中脘为胃之募脏之会,又为手太阳少阳、足阳明厥阴及任脉六脉之会,故尤为三脘之首。对心悸、心痛、心积伏梁、心下如覆杯、天行热病、身热汗不出等,宜中脘与上脘同治,并可止喘息。"脐上三脘二四五,自下向上次第数,翻胃呕吐食不消,腹痛肠鸣均可主。上脘宁心治悸惊,虚劳痰多血常吐。胃募中脘功独多,喘息伏梁热病取。"

4)气海穴的应用

穴处为人身生气之海,且能主一身之气疾。

气海属任脉,定位有脐下一寸、一寸半、二寸、三寸,大多数医家认可脐下一寸半。如《备急千金要方·胀满第七》云:"穴在脐下一寸,忌不可针。"《针灸聚英·任脉穴》云:"气海,脐下一寸半宛宛中。"《理瀹骈文·续增略言》云:"脐下二寸为气海。"《秘方集验·暴死诸症》云:"如无药时,急以生姜或蒜嚼烂,以热汤或童便灌下,外用布蘸热汤,熨气海(在脐下三寸),立醒。"

气海穴可治疗咽嗌、噫、胁痛、水肿、关格、奔豚、积聚、月经不调、崩漏、带下病、产后恶露不绝、绕脐痛、中风及伤寒等病证。《普济本事方·气海》云:"治脐下冷气上冲,心下气结成块,妇人月事不调,崩中带下,因产恶露不止,绕脐痛。"《金针梅花诗钞》曰:"气海脐下一寸五,百损诸虚无不主,一切气痰久不瘥,阴盛阳虚功足数。""对阴盛阳虚、下元虚冷、脐下有冷气上冲心腹、绕脐疼痛、奔豚七疝、少腹冷块、卵缩、四肢厥逆、小便不利或遗尿、月事不调、产后恶露不止、赤白带下等均有效,孕妇禁针灸。"

5)关元穴的应用

关元意为下焦元阳关藏出入之所。

《金针梅花诗钞》:"脐下三寸是关元,积冷诸虚妙入玄,少腹有疴皆可治,更医头痛及风眩。""统治诸虚百损,积冷入腹,少腹及前后阴诸病。对风眩头痛亦妙者,益气培元之功耳。有补无泻。宜多灸。孕妇禁针灸。"

八、灸具、灸法创新促进灸法发展

艾烟污染问题、操作没有统一标准化的问题,阻碍了灸法的应用和传播。

1.周楣声重视"改革灸具,创新灸法"

周楣声认为,灸法必须以艾为热源,而针法必须以手法运针。离开"艾"与"手",任何光电学领域的针灸疗法,与传统针灸方法都不具有"血缘关系"。灸疗的致命缺点,是由直接灸造成的创伤与疼痛。温和灸虽然改善了这一缺点,但是燃艾的烟尘导致新的困扰,造成空气污染且未能确定艾烟是否致癌。以光电为热源的灸法、灸具,虽然没有艾烟,但是疗效不能得到保证。因此,灸法绝不仅是热的物理作用,更需艾的药理作用,是物理与药理作用的相互结合。我们所说的灸疗工具的改革与更新,是在传统灸法的基础上的更新与改革,绝不是指在光学、电学方面而言,当然不排除光电的辅助作用。故对灸具的要求:第一,热源不能离开艾;第二,燃艾不能有烟;第三,结构要简单轻巧,用途广泛,适用于身体的各个部位与不同病种;第四,要能进入千家万户,人人可用,既能治病,又能保健。这是需要我们一代人甚至几代人的共同努力才能完成的伟大的历史任务。

周楣声晚年重视"改革灸具,创新灸法"。认为灸效之不彰,主要在于灸法之原始,因此改进灸具与灸法,乃发扬与振兴灸法的一项必要措施,先后研制了灸架、喷灸仪、点灸笔等10余项灸具。我们在周老研究的基础上,继续探索灸具、灸法的创新,先后对传统灸法进行了50余项操作方法和工具的革新。这些灸具、灸法具备了新的特点,有专用治疗性灸具和辅助性艾灸器械及其对应的适应证、规范的操作方法,以传统的经络腧穴理论、全息理论为指导,为其命名兼顾了传统中医文化的特点。

2.蔡圣朝对灸具、灸法的贡献

蔡圣朝认为,灸法推广有两大难题:一是传统灸法操作费力费时,二是艾烟污染问题,这两个难题阻碍了灸法的推广。因此改革灸具、创新灸法是改变目前困扰灸法推广应用的关键,他提出"灸具、灸法创新促进灸法发展"的观点。改革灸具,创新灸法,是传统灸法发展的必由之路。在周楣声研究的基础上我们继续研究灸具和灸法,形成了特色的"梅花二十四灸"。

"工欲善其事,必先利其器。"我们将用于艾灸治疗的器械称为治疗性艾灸器械,比如用于吹灸疗法、脐腹灸、按摩灸、足灸、头颈灸、肢体灸、通脉温阳灸等温灸器灸法的器械;而辅助艾灸治疗的器械称为辅助性艾灸器械,比如净化艾烟的艾烟净化器、艾烟净化车以及无烟治疗室内安装的艾烟处理系统,点燃艾条的艾条点火炉,切割标准生姜的生姜切片铡刀,制作标准艾炷的艾炷制作器等。两种艾灸器械的分类有利于灸具的专项研究。

解决艾烟的思路和方法:传统铺灸艾烟释放量大,治疗时间长。过去使用的方法是在治疗室的窗户上安装排风扇,艾烟弥漫室内之后再去收集,排放效率十分低下。对于这种灸法,我们的研究过程经历了三个阶段:第一阶段是艾灸治疗器的发明创造,如各种灸盒类治疗器,以及伸缩式通脉温阳灸治疗器,主要解决治疗时操作的难题;第二阶段是通脉温阳灸聚烟罩的发明,艾烟集中排放,有利于艾烟处理;第三阶段是排烟系统的发明,采用虹吸原理,与聚烟罩出口相连,在艾烟散发到治疗室内之前将艾烟抽吸排出室外。

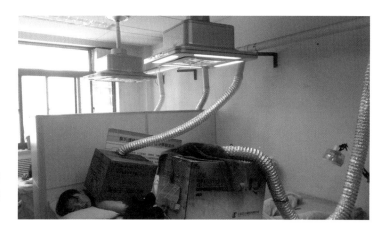

2018年,纸箱做的通脉温阳灸聚烟罩仍然在使用

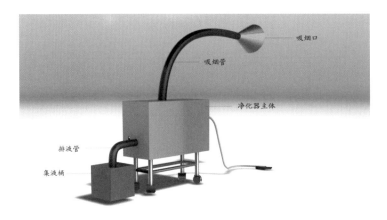

吸烟口

吸烟管

净化器主体

排液管

集液桶

2010年,贺成功设计的艾烟净化器示意图

　　以上方法对艾烟成分未加处理,直接排放。更深的层次的思路,则是针对艾烟成分进行研究。艾烟的成分与家用厨房的油烟性质相似,既然洗涤剂可以清洗油烟,为什么不可以用来处理艾烟呢?带着这个思考,蔡圣朝团队设计了多个艾烟净化器的方案,并取得了数项专利。

　　3.梅花二十四灸

　　十四种单式灸法可单独应用,对于病情较复杂者可以选用两种或三种灸法组合应用,称组合灸法,根据部位不同分为远近配穴法(通脉温阳灸+肢体灸,胸阳灸+肢体灸,脐腹灸+肢体灸)、上下配穴法(头颈灸+肢体灸,头颈灸+脐腹灸+肢体灸,头颈灸+通脉温阳灸+肢体灸,头颈灸+胸阳灸+肢体灸)、前后配穴法(通脉温阳灸+脐腹灸+肢体灸,胸阳灸+脐腹灸+肢体灸,通脉温阳灸+胸阳灸+肢体灸),有十种组合变化,与前十四种单式灸法合称梅花二十四灸。

　　使用一种艾灸器械在一个固定部位施灸,为达到补泻的目的,治疗某种疾病而使用的单一灸法,称单式灸法。按其操作特点、施灸部位、工具、治疗功能分为以下四类:

　　1)以操作特点命名的灸法

　　灸法的治疗作用与操作特点息息相关,吹灸疗法是实现灸法"温泻"的治疗作用的重要方法之一;按摩灸具有按摩和艾灸的双重作用;温针灸是针刺和艾灸疗法的结合;使用多种温灸器用于化脓灸,让我们重新认识传统化脓灸的价值;以器械加工标准艾炷、姜片,隔物灸治疗器实施隔物灸治疗,使患者受热均衡。

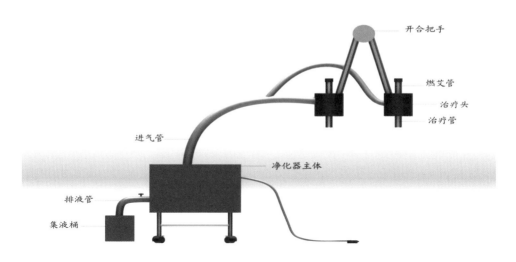

开合把手

燃艾管

治疗头

治疗管

进气管

净化器主体

排液管

集液桶

无烟型按摩灸治疗器

吹灸疗法是周楣声首次提出的一种具有温泻作用的温灸器灸法。吹灸疗法最早见于《灵枢·背腧》："以火泻者,疾吹其火,传其艾,须其火灭也。"周老研制的喷灸仪的特点是,通过特制的喷头,使用四种不同配方的药饼治疗相应的四类适应病症。我们制作了以艾条为灸材的台式吹灸仪、手持式吹灸仪、支架式吹灸仪三种类型的吹灸仪。

按摩灸是将按摩手法中的点、按、压、擦、推等手法运用到艾灸操作中,是艾灸和按摩两种治疗方法的结合。按摩灸是伴随着艾条的出现和发展而逐渐兴起,如《寿域神方·卷三》云："用纸实卷艾,以纸隔之点穴,于隔纸上用力实按之,待腹内觉热,汗出即搓。"压灸器、滚筒灸盒、艾灸滚筒、推灸盒等按摩灸器械是将灸法和擦法、按压、推法三种按摩手法结合在一起的温灸器。

温针灸,又称温针、针柄灸及烧针柄等,是将艾灸和针刺结合在一起使用的治疗方法,以温灸器操作又称温灸器温针灸。梅花针团队对传统的温针灸方法进行了改革和创新,设计制作了温针灸盒、温针灸架、帽式温针灸器用于温针灸的治疗。温针灸盒的使用特点是在针刺后直接覆

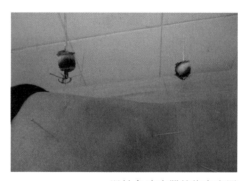

温针灸治疗器的临床应用

盖治疗部位,盒内艾条段对毫针和局部皮肤温和地熏灸。温针灸架可以对多个穴位同时施灸。

温灸器化脓灸,以温灸器操作,其特点是,灸时疼痛较甚,灸后施灸部位起泡、化脓、结痂、留下瘢痕,形成长久性刺激,以达持续治疗的目的。化脓灸是自古一直流传至今的行之有效的一种损伤性灸法,使用温灸器达到化脓灸的目的,突破了现有的对灸法的认识。根据引起化脓、形成瘢痕的灸法不同,具体命名也不同。使用艾炷直接灸治,灸后化脓,称艾炷直接化脓灸;使用吹灸疗法后起泡化脓,称吹灸疗法化脓灸;使用艾炷隔姜灸后皮肤起泡化脓,称隔姜化脓灸。

温灸器隔物灸,是以温灸器操作的隔物灸,是一种温灸器灸法。传统隔物灸由于艾炷大小和隔衬物厚度不成比例,艾热不恒定,忽高忽低,需不断调整艾热大小。艾热高低与隔衬物厚度、艾炷大小和松紧度密切相关。为此,我们设计制作了生姜切片铡刀用于切割标准厚度的姜片或蒜片,艾炷制作器用于制作不同规格的艾炷,解决了隔物灸艾热不均衡的难题。由于艾炷放置在隔衬物上容易滑落,而且更换不方便,我们设计制作了隔物灸治疗器,使操作更方便。

2)以工具命名的灸法

点灸笔既是灸材,又是施灸工具;灸架是周楣声早年研制的灸具,应用广泛;管灸是传统灸法,我们设计制作了台式管灸器熏灸耳道和吹灸仪,方便了耳道等管腔器官的灸治。三者俱是以灸具命名的灸法。

点灸笔灸是一种使用点灸笔治疗的无烟灸法,以治疗急性病和新病见长,

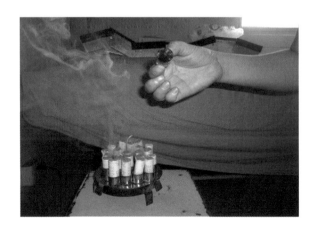

艾条点炉

取穴数个至几十个不等,每穴隔药纸点按5~7下。点灸笔是由十几味名贵中药精制而成。万应点灸笔点灸治疗功能性消化不良(痞满)技术已成为中医临床适宜技术推广计划项目。

灸架熏灸是一种用于温和灸的灸法。灸架的使用解放了手持艾条熏灸之苦,艾热作用集中、时间持久。通过调节艾条燃烧端与施灸穴位的距离,可随意控制艾热的温度,热度均衡,在国内外广泛应用。患者不受体位的限制,可以在室内自由活动。

管灸亦称温管灸、苇管灸,是使用台式管灸器熏灸耳道或用吹灸仪吹灸外耳道,用于治疗耳道疾病或颞下颌关节炎、周围性面瘫等耳道周围疾病的一种灸法。管灸疗法首载于唐代孙思邈《备急千金要方》:"以苇筒长五寸,以一头刺耳孔中。四畔以面密塞之,勿令气泄。一头内大豆一颗,并艾烧之令燃,灸七壮。"

3)以治疗作用特点命名的灸法

通脉温阳灸,"温"是指艾灸疗法借助于艾叶(药艾炷或药艾条)或隔物灸等中药甘温、补益以及辛香走窜之性的药理作用,和艾制品(艾炷或艾条)燃烧时的温热刺激,以达疏通经络、扶正补虚、祛除邪气的作用;"通脉"指通脉温阳灸具有温通作用,"温阳"是指通脉温阳灸具有温补作用。因此,其命名依据治疗作用而定。

通脉温阳灸是蔡圣朝在长期铺灸临床的基础上发展起来的一种温灸器灸法。它既可放置姜末或蒜泥进行隔物灸,又可不放置生姜末等隔衬物进行温和灸。温和灸时既可灸盒内整个施灸,又可一条或数条经脉同时灸治;患者可以在不同体位施灸,使用各种灸盒可以在患者俯卧位时灸治,也可以在患者仰卧位时施灸;与艾烟净化器和艾烟净化车配合应用,达到无烟治疗的目的。

4)以部位命名的灸法

脐腹灸、胸阳灸、头颈灸、肢体灸、足灸在固定的部位操作,有专用的治疗灸具,以经络腧穴理论和全息理论为指导,有规范的操作方法和广泛的适应证,因此以部位命名。

脐腹灸是指使用脐腹灸灸盒灸治以神阙穴为中心的腹部,用以治疗胃肠道以及泌尿生殖系统疾病的一种温灸器灸法。周楣声认为,在以阴交穴为中心的腹部进行灸治具有从阴引阳治疗阳证、肢体疾病以及脏腑疾病的作用。

使用脐腹灸灸盒可以单灸一个腧穴,或整个腹部熏灸,抑或放置药豆、生姜末进行隔物灸,可以温和灸或化脓灸,治疗先天肾脏下焦疾病和后天脾胃中焦疾病。

胸阳灸是使用胸阳灸灸盒在前胸和后背部施灸的一种温灸器灸,具有振奋胸中阳气、祛除阴寒邪气的作用,是一种前后配穴法的具体应用,用于治疗心肺、中上焦以及胸背头面上肢疾病。在胸背部施灸能够激发宗气、增强心肺功能。胸阳灸灸盒呈"T"字形,与胸背部经脉循行特点相适应,灸盒内燃艾网由纵向和横向的"川"字形栅栏隔断,固定艾条段在盒内位置,实现了定点施灸;灸盒内可以放置特制药饼或铺放鲜姜末,进行隔物灸;盒盖设置排烟管与艾烟净化器合用,以达无烟治疗的目的。

头颈灸是指使用头颈灸灸盒在头顶、两颞、后头以及颈项部施灸,用于治疗局部及全身疾病的一种温灸器灸法。可以温阳益气,调节脑神,治疗头颈局部和全身疾病。头颈灸治疗有两个特点:一是固定的温和灸;二是配合肢体活动的头颈灸运动疗法。

肢体灸是指在四肢部使用肢体灸灸盒、各种吹灸仪、灸架、多功能肢体熏灸盒、足灸盒等艾灸器械施灸的一种温灸器灸法。肢体灸是一种远端灸治方法,十二经之五输穴和原穴、八会穴、络穴均分布于四肢,临床应用治疗肢体局部病、近端的脏腑疾病以及精神神志疾病。

足灸疗法是使用各种足灸灸盒在足底施行熏灸、按摩灸、隔物灸的一种温灸器灸法。足灸治疗特点是患者选择舒适的坐位,既可灸治一个腧穴,又可整足施灸。足灸盒用于温和灸,按摩足灸盒是将足底熏灸与足底按摩相结合的一种温灸器,隔物足灸盒是在足底施行隔物灸法的温灸器。

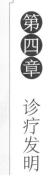

第四章

诊疗发明

第一节
诊断发明

周楣声在70年的行医生涯中,摸索出一整套行之有效的针灸诊断治疗方法和技术。我们将周楣声针灸诊断治疗的方法系统化,概括为三种诊疗术,除了可应用于灸法,亦可应用于针刺、放血、拔罐、埋线等治疗。

一、灸感三相诊疗术

灸感三相取穴施灸的点常为压痛穴,亦可为十四经穴。压痛穴不同于阿是穴,它是全身病理反应之处。灸感第一相气至病所发挥治疗作用,第二相正邪斗争,第三相正胜邪退,灸感消失,或另传他途。整个灸感治疗过程,即可判断病情,确定灸量,反映病变情况,称为灸感三相诊疗术。

1.灸法感传现象的发现

针刺治疗时,患者自觉局部酸麻胀重等感觉,称为针感。针感沿着一定路线向病患处传导,称为气至病所,艾灸治疗也可发生感传。20世纪50年代,周楣声使用自制灸架在穴位持续施灸时发现,当艾热治疗位置稳定、作用集中、热力均衡、时间持久、始终作用于一点,局部力量蓄积到一定程度时,艾灸治疗的感应离开灸处,开始向病处及远处传导,而且治疗效果比传统灸法显著。他称这种现象为灸法感传。在采用特定的灸疗作用方式和作用量的影响下,人体在不同治疗时间所发生的三个主要反应过程,称灸感三相。所谓"相"是指相关、相连、相承、相接、相感的意思,在灸法感传的全过程中,既有各不相同的阶段特征,又有一脉相承的彼此联系,所以把感传的三个主要过程称为"时相",而把各个时相中的主要治疗作用称为"期"。第一相(定向传导期):灸的感传作用即"气至病所",为灸法诊断和治疗的依据。第二相(作用发挥期):当灸感定向传导到达患处后,可对患处发生极其明显的治疗作用,患处可出现发热、发凉、盘旋、蚁行、芒刺及压重等感觉。第三相(下降中止与循经再传期):感传过程的第三相有以下两种差别,其一为下降中止期,当作用发挥期到达顶峰时,感应即逐渐下降;其二为循经再传期,当感传到达病处,第二相的作用已经完成后,若并不以此为终点,则可有以下几种表现:先后再传、往返再传、轮流再传、全身再传。

2.灸感三相可判断疾病的好转与恶化

患者病程短、症状鲜明,则与之相应的经穴愈多,感传愈易出现。故感传良好、反应明显的病例预后良好。随着病情好转与恢复,各种感应逐步减弱或不复发生。随着病势恶化和加重,而感传与各种反应逐步迟钝以致不复出现,这常是预后不良的征象。因此,通过灸感反应及灸感消长情况,判断疾病的好转与恶化。

3.灸感三相可作为灸疗作用量的客观标准

根据感传第二相感应时间的长短,则灸疗作用量就可以找出客观依据,从而提高灸效。灸感到达病处后发生治疗效应,产生各种灸感现象,能为患者所感知,感应从患处边缘到达患处中心,再逐渐向四周扩散,最后到达整个患处,感应强弱仍以中心最为强烈,出现发热、发凉、盘旋、蚁行、芒刺及压重等感觉。如脓肿病变有时可感知气体或脓汁往外流,患处的热感可较灸处的热感明显。感应的轻重强弱及时间长短与病情的轻重缓急大致可成正比,病情重则感应快而强,时间也长,感应最后消失之处常是患处的中心部位。此期开始不久和达到顶峰时,患者的自觉和他觉症状逐步减轻,如产生舒适感,疼痛大减或停止,体温下降,咳喘平静等。治疗效果可维持3~4小时,可连续施灸,再次治疗时感应随着病情的减轻与痊愈,亦逐步减弱与消失。从灸感的出现到灸感的消失,作为一次灸法治疗量,首次治疗时间较长,以后每一次治疗时间较上次有所减少。

4.灸感三相的诊断价值

第一相,定向传导期,灸感向患处移行,具有的诊断价值:

1)气至病所,为临床诊断指明了方向

感传第一相是以病患所在部位为其投射目标和行进的终点,因此为临床诊断提供了方向。2018年10月,有一名左侧腰腿痛的患者,左右肾俞同时有压痛点,左侧肾俞穴行灸架灸,患者自觉灸感从左侧腰部向左下肢传导至膝,右侧肾俞行灸架施灸时灸感始终在右侧肾区的位置上下盘旋,无其他移行窜走,数天后行双肾输尿管彩超发现右肾结石。这一病例说明灸感可以为诊断指明方向。

2)根据感传的阻断,可以发现隐藏和潜伏的病变

上腹疼痛的患者,灸治足三里穴,当感传进入下腹后,迟滞不前或终不上达,而下腹反应明显,提示感传中途受到另一病理改变所阻断的缘故。由于下腹的病理改变尚未产生自觉症状,或症状轻微尚未引起重视,必须跟踪检查,查明导致下腹感传阻断的病因。

5.灸感三相的治疗价值

灸感第一相定向传导期,第二相作用发挥期,气至病所,发挥治疗作用,扩大了灸法的治疗范围,对于急性病,特别是炎症性疾病具有较高的治疗价值,打破了"急性病宜用药物,慢性病宜用针灸,实证体强者宜用针,虚证体弱者宜用灸"的传统观点。

1)根据五味与五脏的对应关系,从脏腑辨病入手治疗五味异常的疾病

口中发甜,《素问·奇病论》认为是脾气外溢而称之为"脾瘅",《针灸集成》认为与脾热有关,"脾热则口甜"。周楣声采用灸法治疗口甜患者,除取足太阴脾经本经阴陵泉、地机、商丘外,其他分别在上下肢左侧、右侧采用其他经穴进行比较,感传全部进入脾区,统计24例患者,有19例灸感进入脾区。胆热则口苦,《素问·奇病论》称为"胆瘅",《针灸集成》认为"心热则口苦,胆热则口苦呕苦",阳陵泉为特效穴,感传进入右上腹胆囊点的位置。口辛是指口中有金属的特有气味,肺结核早期口中常有金属气味。可选穴尺泽或阴陵泉,灸感进入胸肺部。口酸常与泛酸并存,感传常达到肝胃部,不易区分。口淡与胃关系密切,口中缺乏一种天然醇厚的滋味,有似空虚无物,或粗糙少津。《针灸集成》曰"胃热则口臭口淡",取足三里穴,感传以胃为终点。

2)根据五脏对应五液,从脏腑辨病入手治疗五液异常的疾病

如心主汗与汗为心液的验证。《灵枢·九针》曰:"心主汗,肝主泣,肺主涕,肾主唾,脾主涎,五液所出也。"《素问·宣明五气论》曰:"五脏化液,心为汗,肺为涕,肝为泪,脾为涎,肾为唾。"周楣声《灸绳》书中记载了19例盗汗病案,临床有效率为90%,以手太阴本经治疗盗汗的效穴阴郄为主穴,肺结核所致的盗

汗患者,灸感直达心脏,其次肺部有温热感。

3)灸感第三相,一穴治数病

感传第三相的循经再传,可以减少不必要的取穴。取一穴治疗时,感传达到病处,第二相作用发挥完毕有时并不以此为终点。当身体有两处或多处性质相同或不同的病变同时存在,或是同一种疾病而双侧受累时,则感传可以先达到较强的处所,使前一患处感应完毕,再向后一患处移行,使两种或两处病变先后和连贯地各自发生一次感应过程。或者感应在两三处疾病之间来回往返,达到一穴治疗数病的效果。

6.灸感三相证明了"通则不病,病则不通"的发病观

疾病虽有万殊,而不通之害则一也。治病手段虽有万端,莫不是助其通也。理论人形,玄府不通,则发热喘渴;仓廪不通,则痞满梗塞;九窍不通,则耳不能听,目不能视,鼻不知香臭,口不知五味,血脉之气,不得其流,则生机停息,轻则病,重则死。灸感气至病所,于患处发生反应,感应消失则病患解除,穴病之间有着因果联系,故周楣声提出"通则不病,病则不通"的疾病发生观点。孙思邈云:"凡病皆气血壅滞不得宣通。"可见未有人身气血畅顺而能发病至死者,百病皆生于不通,而通能治百病。

7.穴位的选择

1)识穴知经,有经有穴

针灸治疗需明经络,辨经穴,《灵枢·本输》曰:"凡刺之道,必通十二经脉之所终始,络脉之所别处,五腧之所留,六府之所与合。"《灵枢·经脉》曰:"凡刺之理,经脉为始。"《灵枢·卫气》曰:"能别阴阳十二经者,知病之所生,候虚实之所在,能得病之高下。"

2)定部守位,无穴无经

除了辨经穴治疗,另一种取穴治疗方法是,病患所在之处即治疗之所。《素问·刺要论》曰:"病有浮沉,刺有深浅,各至其理,无过其道……病有在毫毛腠理者,有在皮肤者,有在肌肉者,有在脉者,有在筋者,有在骨髓者。"《素问·调经论》曰:"病在脉,调之血;病在血,调之络;病在气,调之卫;病在肉,调之分肉;病在筋,调之筋;病在骨,调之骨。"《灵枢·官针》曰:"刺骨痹,稍摇而深之,致针骨所,以上下摩骨也。"《灵枢·经筋》是以病为腧的专章,而不为经穴体系所拘。这种无经无穴的针灸方法,从古代到近代,都有应用而取效。

3)有穴无经,有经无穴

奇穴是有穴名的定位而不归入十四经穴体系而言。奇经八脉有六经是寄附于他经而有经无穴,在其寄附经上治疗的效果不能明确归属。

4)经穴并重,舍经从穴

周楣声认为,经穴可分广义与狭义。广义的经穴,凡是加作用于身体表面某一点,使之产生治疗效果者,均可谓之穴。而沟通联系的许多体系均可谓之经。因此在十四正经经穴体系之外,凡是能采用针灸治疗方式,通过特有途径而发挥治疗作用者,均可谓之经穴。《行针总要歌》曰:"人身寸寸皆是穴。"现代《新针灸治疗学》说:"周身到处皆是穴,幸勿局限十四经。"奇经八脉及十二正经是体表循行较大的经脉,其络脉、皮部遍布体表各处,无处不在,非经非穴是奇经与正经主干之外的皮部、络脉分布的治疗处所,仍与经络系统不可分割。

舍经从穴,对血管刺法中有"刺其结上甚血者""刺小络之血脉也""刺郄中盛经出血",等等。在对经筋刺法中"燔针劫刺,以痛为腧"。至于沿淋巴管针刺泄毒诸法,又是"舍穴从经"的证明。

二、压痛穴诊疗术

压痛穴取穴法具有调节整体的作用,更易出现灸法感传,治疗效果明显。临床上局部阿是穴与远部压痛穴常相互配合应用。以脊柱及两侧的督脉区、夹脊穴、膀胱经穴压痛取穴诊断,艾灸治疗,称为压痛穴诊疗术。

1.压痛穴的历史渊源

压痛穴在古代文献已有记载,如《素问·缪刺论》曰:"邪客于臂掌之间,不可得屈,刺其踝后,先以指按压之,痛,乃刺之。"《灵枢·五邪》曰:"邪在肺,则病皮肤痛,寒热上气,喘,汗出,咳动肩背,取之膺中外腧,背三节五节之旁,以手疾按之,快然乃刺之。"南宋《针灸资生经》对压痛穴的应用尤为重视,称之为"病体最觉酸痛处"。

1)压痛穴出现的规律

寻找压痛穴反应,根据一定的规律方可伸手即得,一般可按下列途径寻找。

（1）远距离反应穴

① 特定区域：不同部位的不同疾病，均可在身体的某一区域范围内出现相同和类似的反应，针对其特有反应进行治疗，就可收到满意的治疗效果。第4～8胸椎，尤其第5～7胸椎及其两侧更为重要。古代的四花穴、八华穴、骑竹马灸等著名的穴灸法皆在此区域。"灸哮喘，反胃"以及治疗恶疮瘰疬诸症，百病皆主的膏肓也在此区域范围。背部的这一区域正是心脏后方，背为阳，心为阳中之太阳，周楣声称这一区域为"阳光普照区"，可见其重要性。此区域肌肉丰厚，是化脓灸的最佳处所。② 经穴反应点：相应经穴在病理状态下，在经脉循行区寻找相应的反应点。身体许多疾病在背部督脉和膀胱经上出现病理反应。颜面病的反应经穴在手足阳明；侧头及耳前后病多在手足少阳、手足太阳；胸腹病多在手足阳明、少阴；胸胁病多在手足少阳、厥阴；其余脏腑疾病的反应大体与所属经穴相当。③ 相应部位：当某种病症居于体侧时，压痛或其他反应大多都是患侧强于健侧，或是只能见于患侧。如病变左右难分与左右对称者，则反应多见于身之正中，亦可见于左右上下肢之对称穴。

（2）近距离反应穴

在病处附近的近距离反应穴最为常见，脏腑的背俞穴、腹募穴大体上与所属脏腑的高下相当。脏腑病首先在俞募穴出现近距离的反应点，如肝胆病在肝俞、胆俞、日月、期门出现体征，在阳陵泉、中封等处则是远距离的反应。痈疡脓肿的反应是近距离的，《疡医大全》灸痈疽法："屈指从四围按之遇痛处是根，就是重按深入，自觉轻快，即此灸之。"

2）压痛穴的存在形式

压痛穴的反应强弱、大小、多少、深浅与病情的轻重有着密切的关系，有时患者不自知，医者检查时发现；有的表现强烈，患者能够自知；有的压痛穴是在患者无意中碰触而知。疾病愈重，则压痛穴越多、越大、越浅；疾病愈轻，则压痛穴越少、越小、越深。疾病痊愈后压痛穴随之消失，而症状消失，压痛穴仍在者则有复发的可能。

2.压痛穴的诊断价值

周楣声认为，压痛穴不同于阿是穴，阿是穴是患病部位所出现的压痛点，是局部的病理体征，也就是直取病处的取穴法；而压痛穴可出现在远离病处的他经他穴与非经非穴的许多部位，是全身的病理反应，是远离病处的取穴法。

1)压痛辨证

五脏六腑的俞募穴及其附近的压痛反应,大体上是与所属的病变相当,如胆囊炎多在右胁下缘出现压痛,阑尾炎的压痛出现在右下腹背面的阑俞。症者佐证也,故压痛反应自然也是病理的佐证与针灸辨证的特有体系之一。

2)压痛穴寻找手法

先在背部探查。令患者暴露背部,双手交叉抱肩,身体略向前倾,使肩胛骨分开。首先目测,如发现变形变色之处,即直接用手指尖按压,常可一触即得。其次,行常规检查方法:用大指第一节指腹先沿脊柱正中,再沿脊柱两侧自上而下平缓滑动按压一次。用力徐缓均匀,以便发现浅表的反应。而后自下而上细心推压一次,用力稍重,以便发现皮下组织及肌肉部分的反应。按压时切忌指头跳跃前进。只要上下来回一次即可,按压次数太多患者易疲劳,反而不易发现阳性反应。用力适当,先浅按,再深压,避免假阳性及遗漏,发现反应点应及时做出标记,如属对称经穴,两侧应先后同时探索。

3)压痛穴与阿是穴的区别

压痛穴与阿是穴均以能出现压痛反应为特征。阿是穴古人又称为天应穴或不定穴,所谓天应,是指自然出现的;不定,是指并无固定的经络体系与位置。如果两者同有压痛反应,且以天应与不定命名。如果就其机制及临床价值而言,两者绝难等同。

所谓阿是,即在患病的部位所出现之压痛点,常是病变的中心位置。《金针梅花诗钞》曰:"穴为天应病为腧,扪按探寻穴不拘。有痛自能呼阿是,持针散刺自然苏。"注曰:"《入门》云,散刺者,散针也。因杂病而散用其穴,随病之所刺而针之,初不拘经穴,扪按有得,患者常自称阿是,即据以入针,故亦名不定穴。亦即《内经》以痛为腧之遗意也。"因此,阿是穴乃局部的病理体征,也就是直取病处之取穴法。

而压痛穴则不然,它能出现在远离病灶处的许多部位。内脏有病可出现在体表,头面有病可出现在手足,手足有病可出现在背腰。

远距离压痛穴具有调整整体的作用在内,且容易出现感传,因而其效果也极为优异。而以痛为腧的取穴法,其作用仅局限于局部,当然不会出现感传,因而其效果次于远距离反应穴。由此可见远取与近取,局部与整体,感传作用之有无,效果之大小,乃区分压痛穴与阿是穴的关键。

4)压痛穴的治疗价值

（1）压痛穴的选择

一种疾病可以在几条经络或一条经络上有数个压痛穴或几个病理反应，这些反应有强有弱，有远有近。周楣声认为，几个压痛穴不需要全部应用，原则上选用强的或近的先用，弱的或远的可用可不用，分别应用较同时应用好。直接灸1~2穴即可，温和灸则多穴分次应用或轮用。绝大多数病例是能有压痛穴出现的，少数病例找不到压痛穴，可能拘于所学和经验限制未发现而已。不能拘泥于反应穴，可因病选穴治疗。

（2）压痛穴的治疗方法

可采用多种方法在压痛穴治疗，灸法、拔罐、埋藏、挑割均可应用，老病直接灸效果肯定，新病则皆可选择。

三、阳光普照区诊疗术

1.命名及理论基础

中医认为，背为阳，心为阳中之太阳，而位于心脏后方，古人历来看重此区域的诊断治疗价值，如四花穴、八华穴、骑竹马、灸痨、灸喘、灸胃等有名的灸法都集中在此区域。全身许多疾病在第3~8胸椎及其两侧的区域都可出现反应，在这一区域采取灸法治疗，疗效显著而迅速。因而称这一区域为"阳光普照区"，而在此所采用的多种治疗方法，称为"阳光普照法"。在后背胸3~8棘突区域诊断治疗，称为阳光普照区诊疗术。

2.诊断价值

疾病在这一区域反应形式多种多样，如红点、黑点、结节、气泡、自觉痛与压痛等，而以压痛穴最多见。

小红点、火红色斑块见于多种热性传染病及化脓性感染，背部容易出现。形状大小不一，小如针尖，大如绿豆，颜色鲜红，也有淡红或紫红色，加压不褪色，边缘多清楚，可略高于皮肤。

小黑点或黑色斑块与普通痣瘊不一样，凸出于皮肤之上者少见，多是表皮平面显露出一个小黑点，中心略高或凹陷，用针挑出宛如植入皮肤上的异物。

胃溃疡患者多见。

皮下块状或条状小结节局部皮肤增厚,皮下组织较硬,并有结节状硬结,按之疼痛。常出现于背部及头颈部皮肤。

局部皮肤过敏或迟钝,如某一区区域内皮肤虽轻微刺痛,如按触及抚摸常引起疼痛、奇痒或酸胀等反应,或是加大刺激,也不发生反应。如对之行针灸治疗则改善局部症状,也可作用于远隔部位的病理变化。

皮下气泡以脊柱两侧多见,可为圆形、椭圆形或长形,用手轻轻按摩有如海绵,并有气泡样声响。

其他如局部皮肤紧张、增厚、发硬或是柔软松弛、下陷、落屑等变形变色之处,以及温度、电阻降低之处,均是体内某种病变存在着互相感应的关系。

3.治疗价值

压痛穴的出现有一定规律,大多以病侧为多见,即病在身之左,而压痛穴出现在背之左,病在右侧压痛穴出现在背之右。病在上则多在病上方,在下则多在下方,如左右不分者则多在正中或紧邻椎旁。当反应穴找出后可选择不同的治疗方法,如灸法、针刺、拔罐、挑刺、埋藏贴药等,而以灸法效果最佳。

此外,周氏还有小脉、低脉、互脉、急脉、奇脉、差脉、复脉等脉学发明。

第二节
梅花针灸　承前启后

一、梅花灸法　二十四灸

2013年总结梅花派几代人在灸法方面的成就,称为"梅花二十四灸",后又有新的灸法增添,现不止于此数。按其操作特点、施灸部位、工具、治疗功能分为以下4类。

1.梅花第一灸——灸架熏灸

灸架熏灸是使用灸架的一种用于温和灸的灸法,有60多年的历史。20世纪50年代,周楣声在当狱医时,狱中医疗条件有限,但农场的艾蒿很多,他就想到用艾灸治病,这成为农场主要的治病手段,因此积累了大量临床病例。他还发明了脚踏皮老虎的吹灸,固定艾条的灸架沿用至今,《灸绳》所载病例大多是使用这两种方法治疗的。

化脓灸在针灸历史上占有相当长的时间,因灸疮破皮灼肉、疼痛异常,为改变这种状况,近代逐渐兴起艾条温和灸,不会造成灸疮,温和舒适,得到普遍欢迎。手持艾条移动施灸,总是或高或低,或左或右,难以使热力均衡、作用集中、时间持久。"灸"字本来是从火从久,时间必须够长,作用才能发挥,手持移动极易疲劳,不易长时间操作,难以达到要求,未能充分显示灸法疗效。鉴于此种情况,周楣声经反复试验,以铁皮油漆桶改造后发明了灸架,最早的灸架现保存在青岛周楣声博物馆,结构与现在生产的灸架基本相同。

灸架使用方法:将灸架固定在穴位上,调节温度,勤清除艾灰,全身皆无禁灸之处。取1～2穴,施灸时间的长短应根据病情和反应而定,一般新病或局限性病变,必须待灸感过程完成后方可停灸,3～4小时后再灸;陈年痼疾及全身性疾病,灸感不明显者每次施灸1～2小时,每天2次为宜。患者体位不受限制,灸后用灭火管熄灭剩余艾条。

优点:灸架的使用解放了手持艾条熏灸之苦,艾热作用集中,时间持久,通过调节艾条燃烧端与施灸穴位的距离,可控制艾热的温度,热度均衡,在国内外广泛应用。

效果:灸架灸在温度恒定、持久施灸的情况下,灸量蓄积达一定程度后向患处移行,发生灸法感传,出现灸感三相。

2.梅花第二灸——吹灸疗法

吹灸疗法又称喷灸、多功能压力针灸法,是具有温泻作用的一种温灸器灸法。周楣声教授在20世纪50年代开始研制吹灸仪,随后应用于临床,是灸感三相感传规律发现的灸具之一,至今已有近70年的历史。

1)热流吹灸仪的研制

周楣声在临床中发现,直接灸痛苦大,间接灸造成皮肤损伤,取材也不应手,温和灸则热量散失太多,效果不能充分发挥,因此需要研制一种将针和灸

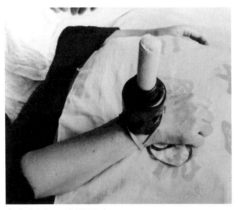

灸架固定于腕部治疗

两种优点结合在一起的治疗方法。周楣声经过50多年的探索获得了大量第一手资料,《灸绳·灸例》大部分材料都是在此期间获得的。

周楣声第一次试验这一构想时,是用废罐头空壳,钻两个通气孔,一孔进气,一孔出气,各安装一个细竹管用口吹气助燃。为患者治疗效果满意,尝到甜头后,周楣声越吹越有劲,但终因体力难支,无法坚持而放弃。后来几经周折,他找来一个牙医用过的破旧皮老虎,多方求人修复后,用脚踏鼓风机代替口吹,使效果得到质的飞跃。为了能试制"药汽发生器",他挖空心思,多方求人帮忙,试制了一具可以应用的模型。用养鱼的气泵来代替空气压缩装置——鼓风机。经过10年左右的时间雏形方告完成。

使用方法:将药饼放入药汽发生器内,通电加热,器内温度升至一定程度时,风泵向发生器内送风加压,喷头处的热汽温度适宜时即可用于治疗。

治疗病症:通过特制的喷头,既可作常规部位治疗,又可作特殊部位施治,如耳灸、肛灸、阴道灸。耳道是大脑通向耳外的天然孔道,直接向耳道注汽,对大脑神经与血管功能均有改善,对全身多种疾病均有益处,因此耳灸是一种具有远大前景的方法。

药饼处方:

Ⅰ号药饼:药物如川草乌、羌独活、蜈蚣、全蝎、苍术、细辛、荜菝、丁香、乳香、没药、威灵仙、急性子等。可以祛风定痛,活血舒筋,用于治疗陈年痹证。

Ⅱ号药饼:药物如地鳖虫、僵蚕、三棱、莪术、青皮、皂刺、川芎、红花、槟榔、露蜂房、五倍子等。可以行瘀活血,破积攻坚,消肿散结。用于各种痞块,瘰疬阴疽,恶疮瘘孔,自可有效。

Ⅲ号药饼:药物如白芥子、紫苏子、生半夏、苍术、白术、干姜、肉桂、附片、茴香、丁香等。可以止咳降气,快膈宽中。用于心腹冷痛,寒痰久喘,吞酸反胃等症。

Ⅳ号药饼:药物如肉桂、附片、黄芪、韭子、硫黄、党参、补骨脂、菟丝子、五味子、九香虫、阳起石等。可以益气壮阳,强心复脉。用于心阳不振,下元亏损,腰腿乏力,易劳多汗,以及遗精早泄与阳痿诸症。

2)发明多功能艾条吹灸仪

多功能艾条吹灸仪是在研究周老《灸绳》所述喷灸仪的基础上研制的一种灸具,它以清艾条或药艾条为灸材,分为台式吹灸仪、手持式吹灸仪、支架式吹灸仪三种。

(1)结构用法

多功能艾条吹灸仪以艾条为灸材,主要由吹风机、吹灸头、软管、衬垫四部分组成。

(2)三种吹灸方式

根据治疗部位的不同我们将艾条吹灸仪的使用方式分为三类:① 使用吹灸仪单独灸治一个穴位点,治疗面积较小,称为点灸;② 使用手持式艾条吹灸仪沿着体表经络循行施灸,称为线灸,顺着经络走行施灸为补,逆着经络循行施灸为泻;③ 使用吹灸仪艾灸作用面积较大,刺激数个穴位点或病变局部而起治疗作用的操作方法称为面灸。

(3)适应病证

本吹灸仪使用艾条(清艾条或药艾条)作热源,具有"火泻"作用。

3.梅花第三灸——点灸笔灸

点灸笔灸是一种使用点灸笔治疗的无烟灸法,点灸笔既是灸材,又是施灸工具,由十几味名贵中药精制而成。

艾烟污染始终是灸法治疗难以克服的难题,人们想了许多方法来解决此问题。艾烟是由艾条或艾炷燃烧释放的,因此从灸材入手是一个途径。早期用碳化灸材的方法,将谷糠、麦糠与艾叶一同碳化,技术不过关,未有突破。又有用电加热的方式替代的,还有以其他声、光电子产品作为热源。药物的药力作用是灸法的一个作用因素,失去药物不能被称为灸法,无药热源很少被认同。周楣声在研究和使用古代内府雷火针、观音救苦针、阴症败毒针、阳燧锭等的基础上加以改进,制成了点灸笔。笔体纤细,微烟芳香,以治疗急性病和新病见长,取穴数个至几十个不等,每穴隔药纸点按5~7下。万应点灸笔点灸治疗功能性消化不良(痞满)性技术已成为中医临床适宜技术计划推广项目。

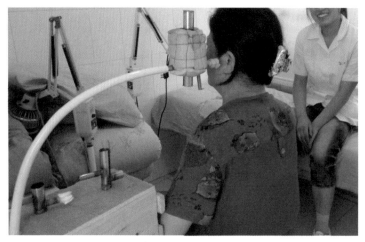

2011年夏季,应用多功能艾条吹灸仪为患者治疗耳鸣、耳聋

点灸笔又称"万应阳隧笔""周氏万应阳隧笔",其主要特点是收效快速、安全稳妥、操作简便、基本无痛、选穴灵活、微烟芬芳、适应范围广泛、节约时间,1~2分钟即可完成操作。药笔由人造麝香、肉桂、丁香、牙皂、乳香、没药、阿魏、川乌、草乌、冰片、硫黄、松香、细辛、白芷、蟾酥等名贵中药及适量的精制艾绒,加入甘草浸膏,拌和压缩成长条有如笔的形状而成。施灸过程中,配以专用药纸,既可保护皮肤,使点灸后皮肤不变色、不起泡,又能增强药效,并保持2~4小时。

1)点灸笔操作法

施灸时先将药纸平铺在孔穴上,涂有药粉的一面贴近皮肤,无药粉的一面向外,药纸与皮肤之间不能有间隙,将笔点燃,对准孔穴中心及其周围快速点灸3~4下,用后注意将药笔插入所附的玻管中灭火。

(1)轻灸

手法应轻重适中,不能将药纸烧焦烧穿,有蚊咬样轻微疼痛,每点灸1次略行更换位置,不宜重叠。

(2)重灸

对于病程缠绵难愈、较重的疾病,手法过轻达不到治疗要求,灸治使用重手法,治疗部位出现水泡虽略有不适,但可提高疗效。我们在临床实践中发现,增加在同一个腧穴点按的次数和时间,由于点按快速痛觉短暂,相比麦粒化脓灸痛苦小,我们常在临床替代麦粒灸在穴位做化脓灸用。

根据点灸部位大小和施灸方向,点灸笔操作可分为以下4种操作法:① 腧穴灸,是对穴位点灸的方法,在所选腧穴中心及其周围快速点灸5～7下,不宜重叠,可呈梅花形;② 片灸,是针对患处某一局部进行片状点灸,施灸范围视患处大小而定,治疗部位较腧穴灸面积大,又称面灸,临床用于治扭伤所致局部胀痛或弥漫性疼痛;③ 围灸,是对患处周围进行点灸,如同在患处周围加贴围药,使患部渐渐缩小,临床用于治疗疮疖肿、淋巴结肿大等局部病变;④ 条灸,根据经络分布与走向进行条状点灸,以达疏通经络的目的。临床应用大多根据经络循行方向顺经或逆经施灸,也可根据神经走向施灸。以上4种施灸方法可以单用、交叉或同时选用。

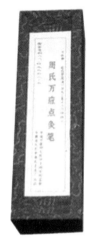
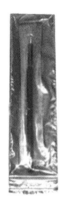

点灸笔及点灸纸

2)点灸笔灸法适应证

周楣声认为,凡属针灸的适应证都可使用点灸笔进行治疗,对全身多个系统的病证皆可应用,特别是对各种痛症和炎症性疾病收效迅速。取穴原则为单穴单用、双穴同取,以每日施灸2次治疗为佳。点灸笔灸法的补泻作用除与其操作有关外,还与所选腧穴的特殊治疗作用有关,选择关元、气海、命门则具有扶正补虚的作用,选用脾俞、章门、胃俞、中脘具有健脾益胃、补益气血的作用。

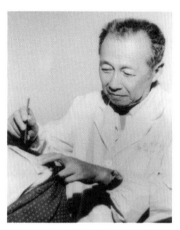

周楣声用点灸笔治疗

(1)小儿腹泻

对急性腹泻、小儿腹泻与菌痢等胃肠道疾病最为有效,取穴耳尖、水分、阴交、命门、肾俞等。

(2)各种痛症

点灸治疗腰痛,近取局部压痛处(片灸)与腰椎夹脊穴为主,远取耳尖、阴交、后溪、申脉;也可独取双侧耳尖穴,以右耳尖穴为必取,以点灸笔点灸耳尖穴。两种方法均可用于治疗病程较短、疼痛剧烈、由急性闪挫伤所致的腰痛。

点灸治疗头痛,全头痛或前头痛近取百会、耳尖、风池、太阳、头维为主穴,远取至阳、涌泉、合谷、太冲;偏头痛近取耳尖、风池、太阳,远取足窍阴、丘墟、关冲。

点灸治疗内脏痛、胃脘痛,近取上脘、中脘、梁门、胃俞为主,远取耳尖、合谷、手足三里、内关、公孙等穴;肠绞痛近取天枢、水分、阴交、命门、肾俞,远取耳尖、合谷、太冲、手足三里等穴;肾绞痛近取京门、天枢、肾俞、命门,远取涌泉、复溜、阴谷、列缺等。

点灸治疗肋间神经痛,近取沿肋间神经疼痛部位,远取耳尖、支沟、丘墟等穴,带状疱疹所致肋间神经痛同治。

(3)炎症性疾病

对于急性结膜炎、腮腺炎、扁桃体炎、各种疖肿,以及蜂窝组织炎等多种急性化脓性和非化脓性炎症,治疗局部取患处或周围腧穴,并施以片灸、围灸为主,头面部远道取穴以耳尖、合谷、少商为主,躯干、四肢部远道取穴以耳尖为主,发热取大椎穴,外伤感染治疗同疖肿。

上呼吸道感染所致咳嗽发热、急性气管炎等呼吸系统疾病,取大椎、风门、肺俞、膏肓等治疗,老年慢性咳喘长疗程治疗效果亦佳。

睾丸炎、尿道炎、痛经、尿潴留等泌尿生殖系统疾病,取列缺、手足中指尖、下腹中行诸穴以及命门、肾俞与八髎等穴,效显。

急、慢性肝炎,取肝胆腹募穴和背俞穴,肝俞、胆俞、日月、期门配合脾俞、十宣,缓解肝区疼痛、恢复肝功能效果显著。

急性化脓性和非化脓性炎症以及流行性出血热等疾病属于中医热证范畴,其发生机理早在《内经》即有论述:"诸热瞀瘛,皆属于火(心);诸痛痒疮,皆属于心(火)……诸燥狂越,皆属于火……诸病胕肿,疼酸惊骇,皆属于火;诸转反戾,水液浑浊,皆属于热"。

(4)软组织损伤

扭伤与撞击伤等外伤所致局部肿胀、皮下青紫、运动受限,局部采用片灸、远道取双耳尖当即生效,每日1~2次,轻者1~2次可愈,重者3~5次。甲状腺肿大与颈淋巴结肿大治疗以局部围灸为主。

（5）心血管疾病

点灸治疗心血管疾病具有调节血压的作用,高血压取穴风池、耳尖、阳陵泉、足三里(均双取),降压效果显著、稳定;对低血压引起的虚脱、休克、心律不齐等,取穴耳尖、心俞、巨阙、阴都、涌泉,亦可立即起效。

4.梅花第四灸——通脉温阳灸

1)通脉温阳灸特点

通脉温阳灸是一种温灸器灸法,既可放置姜末或蒜泥进行隔物灸,又可不放置生姜末等隔衬物进行温和灸,温和灸时既可用灸盒施灸某部位,又可在一条或数条经脉同时灸治;患者可以在不同体位施灸,使用各种通脉温阳灸灸盒在患者俯卧位时灸治,或使用通脉温阳灸治疗床在患者仰卧位时施灸;或与艾烟净化器和艾烟净化车配合应用达到无烟治疗的目的。

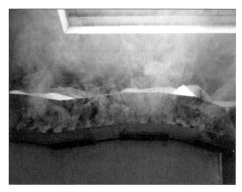

蔡圣朝发明的伸缩式通脉温阳灸治疗器适应不同身高的人群治疗

2)通脉温阳灸分类

（1）温和灸与化脓灸

根据施灸后皮肤是否起泡、化脓,将通脉温阳灸法分为温和灸、化脓灸两种。温和灸是指通脉温阳灸施灸时温和舒适,灸后皮肤不起泡、不化脓,包括使用隔衬物的隔物灸和不使用隔衬物的非隔物灸。化脓灸是指通脉温

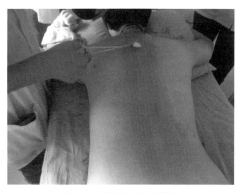

治疗后皮肤潮红,不起泡,为温和灸

阳灸施灸时疼痛较甚,灸后皮肤起泡、化脓,包括使用隔衬物的隔物灸和不使用隔衬物的非隔物灸。

（2）隔物灸与非隔物灸

隔物灸是指施灸时灸材和皮肤之间隔衬一层药物,包括传统的艾炷隔物灸、铺灸和使用温灸器操作的温灸器灸法,隔衬物包括新鲜的姜片、蒜泥、附子饼以及经过加工的复方药豆、药饼、药膏等。通脉温阳灸属一种温灸器隔物

灸,温灸器内放置隔衬物施灸称为通脉温阳隔物灸,不放置隔衬物施灸称为通脉温阳非隔物灸。

(3)分部施灸与分经施灸

分部施灸:使用通脉温阳灸治疗器从大椎穴至腰俞穴全程施灸称全段灸,在背腰骶部分段施灸即背灸、腰灸、骶灸或腰骶灸称分部灸。

分经施灸:督脉循经灸即沿督脉体表循行线施灸,膀胱经循经灸即沿膀胱经体表循行线施灸。

3)通脉温阳灸的操作特点

通脉温阳灸治疗时选用合适的体位、不同的温灸器和隔衬物。治疗目的决定灸量和疗程。

温灸器:用于通脉温阳灸治疗的温灸器分为治疗性温灸器和辅助性温灸器,治疗性温灸器包括各型通脉温阳灸治疗器;辅助性温灸器包括通脉温阳灸排烟系统、通脉温阳灸聚烟罩、艾条点火炉等。

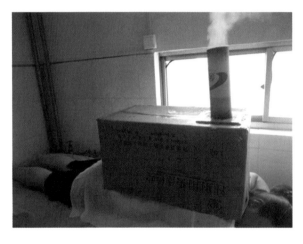

使用废纸箱及硬纸板做成的聚烟罩(2010年摄于安徽省针灸医院灸疗门诊)

灸量:通脉温阳灸的灸量与多种因素有关,每次施灸时间短、皮肤感受艾热温和、疗程间隔长、灸后皮肤不起泡化脓形成瘢痕则灸量小,反之则灸量大。

疗程:通脉温阳灸的疗程与灸量和治疗需要相关,灸量小、保健灸每日施灸一次称轻灸,灸量大、不化脓每周施灸一次称中灸,灸量大、化脓灸一月施灸一次称重灸。

4)通脉温阳灸的作用机制

通脉温阳灸具有通脉温阳、疏通经络、调理脏腑功能的作用。其作用机制,可以从经络循行、腧穴特性、脏腑理论、艾热熏灸、药物发泡几个方面来阐释。

(1)通脉温阳,调和营卫

通脉温阳灸施治部位,中间循行督脉,两侧为膀胱经。督脉又称"阳脉之海",起于胞中,行于脊里,上通于脑,并与肾相络,与六阳经相会,统帅一身阳气。膀胱经第一侧线位于督脉两旁1.5寸。足太阳膀胱经在《十一脉灸经》中称"巨阳脉"。《素问·热论》说:"巨阳者,诸阳之属也。"足太阳之经气与督脉相连,主一身之表,统一身之营卫,司一身之气化。督脉和足太阳经脉的关系密切,督脉之别络在背部左右"别走太阳",清代张志聪在《灵枢集注·背俞》中说"太阳、督脉相通"。通脉温阳灸可调节此两条经脉功能,灸此两条经脉则经脉通阳气足,营卫调和。

(2)活血通络,缓急止痛

气血得温则行,得寒则凝,艾热作用于背腰骶部膀胱经皮部、络脉,疏通络脉,缓急止痛。通脉温阳灸施灸的位置是膀胱经皮部的分野,以及督脉之别络。膀胱经皮部是膀胱经功能活动反映于体表的部位,也是膀胱经络脉之气散布之所在。络脉既是气血运行的通道,又是邪气出入的路径。

(3)激发腧穴功能,调理脏腑

通脉温阳灸激发、调节督脉穴、华佗夹脊穴、膀胱经穴以及五脏六腑背俞穴功能而起治疗作用。《类经》云:"五脏居于腹中。其脉气俱出于背之足太阳经,是为五脏之俞。"背俞穴是脏腑之气输注于背腰部的腧穴,位于背腰部膀胱经第一侧线上,大体依脏腑位置的高低而上下排列,并分别冠以脏腑之名。当脏腑发生病变时,在相关的背俞穴处常出现压痛敏感现象,通过灸治背俞穴而达调理脏腑功能的作用。

(4)隔药灸和药物敷贴刺激作用

经络腧穴的调节作用、艾灸的温热刺激、以艾叶为主的灸材和隔衬物的药物作用三者是灸法治疗的共同基础。《神灸经纶》说:"夫灸取于火,以火性热而至速,体柔而用刚,能消阴翳,走而不守,善入脏腑。取艾之辛香作炷,能通十二经,入三阴,理气血,以治百病,效如反掌。"治疗前皮肤上撒布或涂擦具有行气通经、发泡作用的药粉或药酒,并且根据不同病症,衬隔物有姜、蒜、附子等药物。隔蒜泥施灸时,患者口中能闻到大蒜的味道,是药物经皮肤吸收的明证。

5)应用

通脉温阳灸用于保健和临床治疗。通脉温阳灸适应病证广泛,如强直性脊柱炎、慢性乙型肝炎、慢性支气管炎、类风湿关节炎、头颈上肢疾患、心肺背胸疾患、肝胆胁肋疾患、脾胃肠道疾患、泌尿生殖道疾患、腰骶下肢疾患等,可用于虚实寒热病证的治疗,李梴在《医学入门》中说:"虚者灸之,使火气以助元阳也;实者灸之,使实邪随火气而散也;寒者灸之,使其气之复也;热者灸之,引郁热之气外发,火就燥之义也。"

6)通脉温阳灸温灸器

(1)艾烟处理器械

传统铺灸治疗时间长,艾炷使用量大,艾烟多;生姜末和数十个艾炷等隔衬物直接放在后背、腰骶部,患者不能长时间坚持治疗,身体稍活动可使生姜和艾炷开裂,易烧坏床单、惊吓患者。改进后的通脉温阳灸,解决了艾烟污染难题,解决了传统铺灸安全性差的问题。

(2)治疗器械

经过近十年的不断技术创新,先后设计制作了灸盒式通脉温阳灸治疗器(督灸盒),可供体胖不能俯卧者治疗的通脉温阳灸治疗床,以及根据患者身高进行长短调节的可调式通脉温阳灸治疗器。根据实际情况患者的体位可选俯卧位、仰卧位。

全段式督灸盒,用于从大椎穴至腰俞穴全段的灸治,可根据不同患者身高调节灸盒长度。灸盒还设计了保温上盖,使艾热集中,少散失,提高艾热利用率。盒盖设置有数个排气管,半月形管帽调节管口大小,控制燃艾速度。

分体式督灸盒,又称组合式督灸盒,由多个小灸盒组合后排列在一起使用达到连续施灸的效果,用于相应病变阶段的灸治。

通脉温阳灸治疗床,改变了传统铺灸施灸方式,患者由俯卧位变为仰卧位治疗,从下向上加热药物。

每个人由于身高胖瘦不同,大椎至腰俞的曲线有较大的差异。可调式通脉温阳灸治疗器可适应这种变化,临床应用方便。

5.梅花第五灸——按摩灸

按摩灸是将按摩手法中的点、按、压、揉、推等手法运用到艾灸操作中,是艾灸和按摩两种治疗方法的结合。按摩灸是伴随着艾条的出现和发展而逐渐兴起的灸法,如《寿域神方·卷三》记载了艾卷具有按压和艾灸两种操作特点。按摩灸根据其治疗特点分为艾条按摩灸和温灸器按摩灸。

1)按摩灸起源于明初

明代朱权《寿域神方·卷三》详述艾卷的操作方法,隔纸点穴,用力按压,热透传腹,"用纸实卷艾,以纸隔之点穴,于隔纸上用力实按之,待腹内觉热,汗出即瘥"。李时珍在《本草纲目》中记载了雷火针的制作方法和用法:"雷火神针法,以厚纸裁成条,铺药艾于内,紧卷如指大,长三四寸,收贮瓶内,埋地中七七日,取出。用时于灯上点着,吹灭,隔纸十层,乘热针于患处,热气直入病处。"明朝另一本针灸著作《针灸大成》详细记载了雷火针的操作法:"按定痛穴,笔点记,外用纸六七层隔穴,将卷艾药,名雷火针也。取太阳真火,用圆珠火镜皆可,燃红按穴上,良久取起,剪取灰,再烧再按,九次即愈。"在明朝的文献中艾条从纯艾条到加入药物的雷火针,治疗操作方法即按压与艾灸两种方法的结合。清朝出现的太乙神针也是药艾条,按压手法治疗。

2)按摩灸发展于现代

《针灸学》教材称艾条按压操作为实按灸,操作手法单一,治疗时艾条反复熄灭、反复点火,十分不便。现代医家依据艾灸时按摩手法的不同,按摩灸又有多种称谓,如将点燃的艾条隔布或隔棉纸数层实按在穴位上,使热气透入皮肉深部,火灭热减后重新点火按灸,称为实按灸;使用艾条或艾炷以按压手法为主,称压灸;运动按灸法,又称运动灸,按灸过程中融入了旋转揉按手法,通过在穴位上的运动,使艾火更加具有渗透力。

3)按摩灸器械

2009年发明了"实按灸治疗器",后来又发明了"压灸器""艾灸滚筒""滚筒灸盒""推灸盒""按摩足灸盒"等,并申请了7项相关专利。使用温灸器操作,将按摩手法中的压法、摩法、揉法、推法、擦法、搓法等与艾灸疗法结合,形成了压灸法、摩灸法、揉灸法、推灸法、擦灸法、搓灸法等温灸器灸法,称按摩灸十二法。

(1)滚筒灸盒、艾灸滚筒

艾灸操作和滚筒按压结合在一起的两种按摩灸器械,操作比较省力。

滚筒灸盒操作法:灸盒上面安装把手;灸盒下面装有四个滚筒,滚筒表面

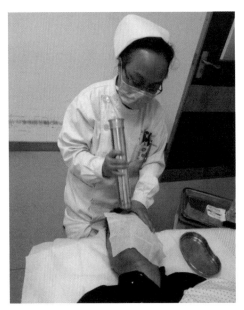

按摩灸护理治疗技术在临床中应用

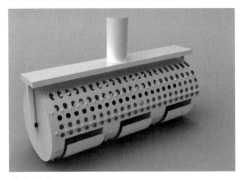

艾灸滚筒

设置有凸起,增加对体表的刺激强度;艾条段在灸盒内燃烧,治疗部位预先铺上一层纱布,手持把手在躯干、四肢滚动灸治,医者省力、操作方便。

艾灸滚筒操作法:滚筒安装把手,艾条段在滚筒内燃烧,手持把手在治疗部位循经单向或往返施灸,顺经为补,逆经为泻。

(2)推灸盒

按摩手法中的推法在艾灸操作中应用的一种器械,适用于背部等面积较大部位的治疗。

推灸盒操作法:灸盒内点燃艾条段,手持灸盒把手在背部单向推灸或往返施灸。

(3)压灸器

在太乙神针、雷火神针临床应用的基础上设计的一类艾灸器械,艾灸治疗加入了按压类手法被称作压灸,在治疗时艾条时有压灭,十分不便。使用压灸器可连续操作而不必担心艾条被压灭。

(4)足底按摩灸盒

将足底按摩疗法融入足底艾灸的一种按摩灸器械。

足底按摩灸盒操作法:患者坐位,亦可仰卧,点燃灸盒内艾条段,患者双足放在灸盒表面的按摩珠上,一边自我按摩,一边艾灸,治疗由患者自我完成。

4)适应证与禁忌证

使用不同的按摩灸器械配合相应的按摩手法以及艾灸的温热效应、药理作用、经络腧穴的特殊作用,按摩灸具有艾灸和按摩的双重作用,能够疏通经络、温阳散寒、扶正祛邪,治疗风寒湿痹证和跌打损伤所致的疼痛,神经损伤引起的肢体麻木、运动功能丧失。根据艾条中所加药物不同作用略有差异,太乙神针和雷火神针用于治疗风寒湿痹、肢体顽麻、痿弱无力、半身不遂等,《针灸大成》详细记载了雷火针的适应证:"治闪挫诸骨间痛,及寒湿气而畏刺者。"《种福堂公选良方》记载了消癖神火针"以灸治痞块",现代用治各种腹部肿瘤。其次,按摩灸可用于"治未病"和保健灸,预防好发于冬季的肺系疾病、变态反应性疾病,灸治足三里增强体质。

孕妇的腰腹部,皮肤疮疡、肿瘤、破溃者,不宜应用。

5)按摩灸的优势

按摩灸与针刺相比无痛苦,害怕针刺者可用。与实按灸比较,手法丰富多样,艾条不需重复点燃、更换。与按摩比较,温和舒适,手法轻灵,多了灸法的药物、艾热治疗作用。

按摩灸的优势体现在三个结合:一是按摩与艾灸的结合,二是按摩手法与器械的结合,三是力与药的结合。艾灸与按摩结合,艾灸更具有渗透性;按摩与艾灸结合,按摩既可摩擦生热,又有艾叶燃烧产生的热力,与艾叶的药物作用结合。

6.梅花第六灸——隔物灸

隔物灸,又称间接灸,一般指艾炷隔物灸,是指用药物或其他材料将艾炷与施灸腧穴部位的皮肤隔开,进行施灸的方法。壮,施灸一个艾炷谓之一壮。《千金要方》卷二十九曰:"凡言壮数者,若丁壮遇病,病根深笃者,可多倍于方数;其人老小羸弱者,可复减半;有依扁鹊灸法有至五百壮及千壮,皆临时消息之。"

使用艾炷温灸器操作的隔物灸称为温灸器隔物灸,以示与传统隔物灸的区别。隔物灸是一种传统灸法,由于艾炷大小和隔衬物厚度不成比例,艾热不恒定,忽高忽低,需不断调整艾热高低。艾热高低与隔衬物厚度、艾炷大小和松紧度密切相关。为此,我们设计制作了生姜切片铡刀用于切割标准厚度的姜片或蒜片,艾炷制作器用于制作不同规格的艾炷,解决了隔物灸艾热不均衡的难题。由于艾炷放置在隔衬物上容易滑落,而且更换不方便,我们又设计制作了隔物灸治疗器,使之操作更方便。

1)定性施灸

根据隔物灸施灸后皮肤是否起泡、化脓,将灸法分为隔物温和灸、隔物化脓灸两种,称为定性施灸。

(1)隔物化脓灸

指隔物灸时温度较高,疼痛较甚,灸后皮肤起泡、化脓。既指艾炷化脓灸,又包括使用各种温灸器操作的灸法。

(2)隔物温和灸

指隔物灸施灸时温和舒适,灸后皮肤不起泡、化脓。既指以艾炷或艾条为灸材的隔物灸,又包括使用各种温灸器操作的灸法。

2)定位施灸

根据是否使用温灸器以及施灸部位和灸材,将隔物灸分为艾炷隔物灸、艾条隔物灸、温灸器隔物灸三类。

(1)艾炷隔物灸

指以艾炷为灸材,以新鲜姜片(或姜末)、蒜片(或蒜泥),或干燥单味中药附子、吴茱萸(或根据辨证组方选用复方)研末制成附子饼、吴茱萸饼等药饼为隔衬物,以经穴、奇穴或阿是穴为施灸部位,施以隔物温和灸或隔物化脓灸。

(2)艾条隔物灸

艾条灸最初应用时于操作部位隔衬物并施以按压等按摩手法,因此具有隔物灸和按摩的特点,既可称之为实按灸、按摩灸,又可称之为艾条隔物灸。

(3)温灸器隔物灸

以艾炷或艾条为灸材,以新鲜姜末、蒜泥或干燥中药加工成药豆、药饼等为隔衬物,借助温灸器施灸称为温灸器隔物灸。

3)隔物灸应用经验

隔物灸是以其施灸时艾炷或艾条与灸治部位(腧穴、经络体表循行线、治疗面)垫以隔衬物为特点。蔡圣朝认为,隔物灸的治疗作用与施灸部位的特点、灸材与隔衬物的药力作用、艾火的温热刺激三者密切相关。

(1)补虚泻实,辨证选灸

蔡圣朝认为,隔物灸属于一种具有温补和温通效应的灸法,操作方法决定了其补泻作用。灸法的补泻来

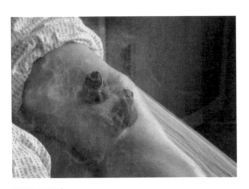

隔附子饼灸

源于《灵枢·背腧》记载:"以火补者,毋吹其火,须自灭也;以火泻者,疾吹其火,传其艾,须其火灭也。"这段文字论述了艾炷灸的补泻作用和操作方法,说明艾炷灸的两种补泻方式:一种是"毋吹其火,须自灭也",自燃方式为"火补";另一种是"疾吹其火,传其艾,须其火灭也",助燃方式为"火泻"。显然,隔物灸具有火补的作用。

(2)辨穴补泻灸

根据腧穴治疗作用特点,辨穴选灸:中脘、足三里、脾俞、胃俞等健脾益胃,培补后天之本,具有益气养血之功;肾俞、命门、神阙、气海、关元等温补肾阳、健脑补髓,补养先天之本;百会益气升阳,通督调神;风门、肺俞、膏肓、膻中、丰隆理气化痰、宣肺止咳。

(3)根据隔衬物的特性分类

隔蒜灸:大蒜性味辛温,入脾、胃、肺经,具有解毒杀虫、消毒、止痢、健脾温胃之功效。施灸时再借助艾炷之热力,使热毒之气随火气而散发,故对外科痈疽疮疡具有治疗作用。

隔姜灸:生姜味辛性温,归肺、脾、胃经,具有解表散寒、温中止呕、温肺止咳的功效。隔姜灸有温胃止呕、散寒止痛的作用,常用于因寒而致的呕吐、腹痛以及风寒痹痛等病证。

隔附子饼灸:附子辛甘,大热,有毒,归心、肾、脾经,有回阳救逆、补火助阳、散寒止痛的功效。隔附子饼灸多用于治疗命门火衰而致的阳痿、早泄或疮疡久溃不敛等病证。

隔盐灸:盐,性味咸寒,入胃、肾、大肠、小肠经。其有清心泻火、滋肾润燥之功,与艾炷灸同用,又可温补元阳,健运脾胃,复苏固脱,所以临床多用于虚寒证。艾炷隔盐灸有生用、炒用两种,炒用可佐盐之寒性,更有助于治疗虚寒证。施灸过程中应注意避免食盐受火爆起引致烫伤。

7.梅花第七灸——脐腹灸

脐腹灸是指使用脐腹灸灸盒,在以神阙、阴交穴为中心的腹部进行施灸,用以治疗胃肠道以及泌尿生殖系统疾病的一种温灸器灸法。

周楣声认为,在以阴交穴为中心的腹部进行灸治,具有从阴引阳,治疗阳证、肢体疾病以及脏腑疾病的作用。《灸绳·灸赋》云:"肾为阴,腹为阴,阴中之阴,在阴交之周围……百川归海,前后相通。"使用脐腹灸灸盒可以单灸一个腧穴或整个腹部熏灸或放置药豆、生姜末进行隔物灸,可以温和灸或化脓灸,治疗先天性肾脏、下焦疾病和脾胃、中焦疾病。

1)脐腹灸灸盒

脐腹灸灸盒是专为脐腹灸设计的艾灸工具。脐腹灸灸盒分为凹形盒底和平底盒底,凹形盒底灸盒适应于腹部较胖的人群,平底盒底灸盒适应于腹部较平的人群。灸盒底覆盖一层不锈钢纱网,用于盛放新鲜姜末或干燥药豆,方便更换隔衬物。盒盖上设计有排气孔,可以与侧吸式艾烟净化器相连,在艾烟散发到空气中之前将其净化,效果大大提高。

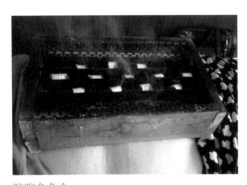

脐腹灸灸盒

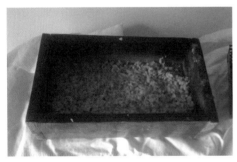

脐腹灸灸盒的临床应用

药豆制作法:肉桂、干姜、五倍子、公丁香、乳香、木香、葛根、党参、白术等药研成细粉,过200目筛,用黄酒调和,加工成绿豆大颗粒,干燥后装瓶备用。

操作方法:患者仰卧位,暴露腹部,局部用75%的酒精消毒,覆盖一层纱布,脐腹灸灸盒放在纱布上,盒内平铺一层新鲜姜末或干燥药豆,用作隔物灸,亦可不放药物进行温和灸。盒盖上留有排气孔,与侧吸式艾烟净化器相连,以达无烟治疗的目的。治疗时间、疗程以及是否化脓灸根据临床需要而定。

2)治疗方法

临床上,根据灸盒内是否平铺隔衬药物,以及干性热源或湿性热源刺激皮肤分为湿热灸法和干热灸法:① 湿热灸法是以新鲜的姜末、姜片、蒜泥、蒜片或施灸部位皮肤涂抹药膏、药糊等湿性药物为隔衬物的一种隔物灸,比如通脉温阳灸和脐腹灸以姜末为隔衬物施灸时就是一种湿热灸法。② 干热灸法是以艾热、艾烟直接熏灸治疗部位或以多种药物加工制作药豆、药饼等干性药物为隔衬物的一种灸法,比如直接熏灸穴位的温和灸以及加热药豆吹灸穴位的无烟药豆吹灸,均属干热灸法。

以艾炷或艾条段为灸材,脐腹灸灸盒有三种使用方法:

一是脐窝内放置食盐填平,以新鲜的姜末为隔衬物平铺灸盒盒底,以艾热、艾烟、生姜的湿热药性作用于腹部的经络、腧穴发挥治疗保健作用,是一种湿热灸法。

二是以艾热、艾烟直接熏灸治疗部位或以多种药物加工制作药豆、药饼等干性药物为隔衬物直接熏灸腹部的经络穴位,均属干热灸法。

三是灸盒内不放置任何隔衬物,艾条段放置灸盒内,艾热、艾烟直接熏灸腹部区域,灸时皮肤潮红以患者能耐受为度,灸后不起水泡。

3)脐腹灸的配穴法

使用脐腹灸灸盒在腹部施灸具有扶正祛邪、益气温阳之功,其临床应用,除单独施灸治疗中下焦病症外,还可和其他器械灸配合应用。

(1)俞募配穴法

背俞穴是脏腑之气输注于背腰部的腧穴,募穴是脏腑之气结聚于胸腹部的腧穴,二者相互配合应用为"俞募配穴法"。

脏为阴,腑为阳,脏病多取背俞穴治疗,腑病多取募穴治疗。《素问·阴阳应象大论篇》曰:"阳病治阴,阴病治阳。"通脉温阳灸在背部施灸,脐腹灸在腹部施灸,背为阳,腹为阴,二者配合应用有平衡阴阳、疏通经络之功。

(2)远近配穴法

脐腹灸和四肢腧穴相配同时或先后施灸,称为"远近配穴灸法",《四总穴歌》曰"肚腹三里留",和艾灸足三里配合使用治疗胃肠道疾病疗效更佳,和艾灸三阴交配合使用治疗泌尿生殖系统疾病疗效显著。

(3)阴阳配穴法

周楣声认为,背为阳,心为阳中之阳,在以至阳穴为中心的背部灸治称为阳光普照法;腹为阴,肾为阴中之阴,治疗部位在以阴交为中心的腹部。

在背部阳光普照区选穴着灸能够扶阳抑阴,而在腹部施灸称百川归海,用于从阴引阳、后病前取以治腰痛及其他病症,其感传作用更能前后相通。同理在前病后取于腰背部时,感传也能直达病处。其中命门与阴交,不论为前后同取或单取,对下腹及下肢病均可收良效。

在阳光普照区的灸治和在以腹部进行脐腹灸配合应用称为阴阳配穴法,周楣声这一思想见于《灸绳》灸赋:"百川归海,前后相通;阳光普照,四末可及。"

4)脐腹灸的注意事项

脐腹灸的刺激部位是腹部。因此,一切原因不明的急腹症均为禁忌证,以免因针刺而引起误诊。此外,急性腹膜炎、肝脾肿大引起的脐静脉曲张、腹腔内部肿瘤并广泛转移、怀孕妇女大月份孕期均为禁忌证。

对于素体胃肠积热有便秘、口臭、腹胀症状者,腹部施灸后在合谷、足三里或曲池、三阴交熏灸1～3分钟以引热外出,不致加重胃肠道症状。

8.梅花第八灸——胸阳灸

胸阳灸是使用胸阳灸灸盒在前胸和后背部施灸的一种灸法,具有振奋胸中阳气、祛除阴寒邪气的作用,是一种前后配穴法的具体应用,用于治疗心肺、中上焦以及胸、背、头、面、上肢疾病。在胸背部施灸能够振奋胸中阳气,祛除阴寒邪气,具有激发宗气、增强心肺功能的作用。

1)经络脏腑分布

在胸背部施灸能够振奋胸中阳气,祛除阴寒邪气,激发宗气,增强心肺功能。心肺居胸中,以阴阳分之,心为阳中之阳,肺为阳中之阴。宗气由水谷之精气和肺吸入之清气在胸中形成。宗气具有贯心脉、行呼吸的作用。《灵枢·邪客》云:"五谷入于胃也,其糟粕、津液、宗气分为三隧。故宗气积于胸中,出于喉咙,以贯心脉,而行呼吸焉。"

使用胸阳灸灸盒在后背大椎至12胸椎之间的区域施灸,中间督脉、两侧为膀胱经第一第二侧线经过,督脉穴和膀胱经腧穴、背俞穴外,督脉两侧分布有华佗夹脊穴,手足六阳经在大椎穴与督脉交会。督脉为诸阳之统帅,又称"阳脉之海"。太阳主一身之表,统一身之营卫,司一身之气化。足太阳膀胱经在《十　脉灸经》中称"巨阳脉",《素问·热论》云:"巨阳者诸阳之属也。"故头面心肺等多种疾病均可在心俞与至阳上下的胸椎两侧区域内,出现不同的病理反应现象及病理反应物,周楣声特将这一区域称为"阳光普照区",在这一区域选穴与应用灸针治疗称为"阳光普照法"。正如《灸绳·灸赋》云:"心为阳,背为阳,阳中之阳,求至阳之上下……"

前胸正中及两侧有任脉、肾经、胃经、脾经循行,手三阴经从胸走手。膻中穴是任脉穴,八会穴之气会,心包募穴,又称中丹田,能调畅胸中气机。中府肺经募穴,为肺脏精气汇聚之所。

2)胸阳灸灸盒

胸阳灸灸盒呈"T"字形,与胸背
部经脉循行特点相适应,灸盒内燃艾
网由纵向和横向的"川"字形栅栏隔
断,固定艾条段在盒内位置,实现了
定点施灸;灸盒内可以放置特制药饼
或铺放鲜姜末,进行隔物灸;盒盖设
置排烟管与艾烟净化器合用,以达无
烟治疗的目的。

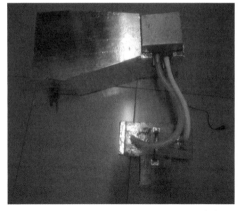

胸阳灸灸盒

3)施灸方法

穴位定点施灸:胸阳灸灸盒的特殊结构特点,决定了可以在单独一个或数
个腧穴灸治,比如灸寒热之法用大椎穴,艾灸膻中调畅气机。如《素问·骨空
论》云:"灸寒热之法,先灸项大椎,以年为壮数,次灸橛骨,以年为壮数。"

放置药物隔物灸:胸阳灸既可在胸背部进行温和灸,又可在灸盒内放置药
饼或鲜姜末进行隔物灸,药饼的配方根据所治病证辨证选用,散寒通络方、温
阳益气方、化痰理气方、活血化瘀方,用治寒湿痹阻经络、阳虚气少、痰凝气滞
阻络、气滞血瘀所致病证。此外,还可与肢体灸、头颈灸、脐腹灸、按摩灸、吹灸
疗法、通脉温阳灸等其他温灸器灸法联用治疗脏腑肢体疾病。

4)胸阳灸功效

胸阳灸灸法可以治疗胸背心肺
上焦等局部病证;治疗头面神志病
证,体现了"经脉所过,主治所及"的
针灸治疗特点。寒热虚实病证皆适
宜,《灸绳·灸赋》云:"虚热用灸,元气
周流;实热用灸,郁结能瘳;表热可
灸,发汗宜谋;里热可灸,引导称优。
热能就燥,寒以温酬。火郁宜发,早
有嘉猷。同声相应,同气相求,开门
逐贼,顺水行舟。"

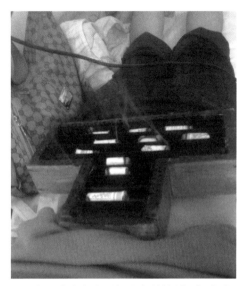

为腰痛患者在腰部施灸(拍摄者:贺成功)

(1)温阳散寒

艾叶性温,用艾叶施灸温经散寒,行气活血,加之艾条燃烧释放的艾热刺激,温阳之力更强。《本草纲目》云:"灸之则透诸经而治百种病邪,起沉疴之人为康泰,其功亦大矣。"气血得温则行,得寒则凝,如《素问·调经论》云:"气血者,喜温而恶寒,寒则泣而不流,温则消而去之。"《神灸经纶》曰:"夫灸取于火,以火性热而速至,体柔而用刚,能消阴翳,走而不守,善入脏腑,取艾之辛香作烟,能通十二经入三阴理气血,效如反掌。"胸阳灸是一种温灸器灸法,具有温阳益气、扶正祛邪作用,适用于阳气不足、气机阻滞的局部病症、脏腑病症。

(2)通脉调神

督脉、膀胱经循行后背、项、后头、头顶正中及1.5寸、3寸,督脉入属于脑,膀胱经络脑,脑为元神之府。心藏神,是人体生命活动的中心,主宰人的精神意识和思维活动。胸阳灸疏通督脉和膀胱经,调理心、心包经俞募穴,以达调神治神之目的,治疗失眠、心痛、胸痹等心脑、神志疾病。

(3)行气止痛

艾灸可宣通气血,行气止痛。《神灸经纶·卷一·说原》云:"灸者,温暖经络、宣通气血,使逆者得顺,滞者得行。"风寒侵犯人体,痹阻经脉,出现痹症、麻木、肿痛、瘰疬等病症,灸法可以治疗。《素问·玉机真藏论》记载:"今风寒客于人……或痹、不仁、肿痛,当是之时,可汤熨及火灸刺而去之……弗治,肾传之心,病筋脉相引而急,病名曰瘛,当此之时,可灸可药。"痛证病机,实证"不通则痛",灸之祛邪以止痛;虚证"不荣则痛",灸之扶正以止痛。

9.梅花第九灸——头颈灸

头颈灸,是指使用头颈灸灸盒在头顶、两颞、后头以及颈项部施灸,用于治疗局部及全身疾病的一种温灸器灸法。头颈灸是在研究、继承梅花针灸学派第六代传人周楣声灸法治疗经验和总结第七代传承人蔡圣朝教授临床灸法治疗经验的基础上发展起来的一种温灸器灸法,是"梅花二十四灸"之一。

头针、项针、灯火灸、体针、艾灸是头颈部常用的针灸外治法,以拿法在头部五条经脉操作的拿五经是按摩手法在头部的应用。在头颈部的各种外治法的广泛应用也是头颈灸应用的基础,是头颈灸疗法形成的基础。中医认为"头为清阳之府""脑为髓海",多条经脉循行经过头颈部,因此,在头部施灸可以温阳益气,调节脑神,治疗头颈局部和全身疾病。头颈灸灸盒盒底设置不锈钢纱网将头发隔开,避免了在头部施灸时烧灼头发。

1)临床应用及理论依据

头颈灸灸法的治疗范围由灸法治疗特点和所选腧穴的主治范围决定。主要用于治疗头颈局部病证、脑源性疾病、全身疾病及脑卒中后遗症的康复。理论依据有三:一是脏腑经络理论;二是根据大脑皮质功能定位在头皮的投影;三是不同灸法操作的补泻作用。

(1)百会重灸调神

百会穴别称巅上,穴居巅顶正中。周楣声认为"灸者久也",在百会穴长时间施灸能够"醒脑调神"。"百会重灸调神"是周老灸法治疗外感、内伤所致神志疾病的经验总结。百会对脑炎、脑炎后遗症及神经和精神症状,疗效确切,但施灸时间要长,不能更换位置,可收到累积和叠加的作用,坚持治疗是成功的关键。化脓性脑脊髓膜炎、结核性脑炎和急性病毒性脑炎等以"高热、神昏"为主症,辨证属热证。周楣声等据此以百会穴为主灸法治疗,每日施灸数小时或连续施灸数百小时,常能挽患者生命于万一。

(2)"阴升阳降"和"水火既济"理论指导临床应用

古人认为,阳为天,阴为地,阳气下降,阴气上升,阴阳之气交互感应。"阴升阳降"为正常的阴阳变化顺序,人与天地相应,人体阴阳之气亦应如此。《素问·阴阳应象大论》曰:"左右者阴阳之道路也……故善用针者,从阴引阳,从阳引阴,以右治左,以左治右。"杨上善曰:"阴气右行,阳气左行。"凡面赤耳鸣,头目眩晕,升而不降等症,可于身之左及左下肢取穴,以引气下行;气短懒言,腿足水肿,降而不升者,可于身之右及右上肢取穴,以引气上行。顺阴升阳降之理,求右上左下之道,则变化在德而邪不居矣。周楣声认为针灸治疗亦应阴阳互取,顺合"阴升阳降"之理,"左为阳,阳升不降,宜思左地之阴;右为阴,阴降不升,当求右天之阳"(《灸绳·灸赋》)。

头为"清阳之府",位居于上为阳,足位居于下为阴,"足之三阳经从头走足",头颈灸在人体头颈部施灸,通过经络循行阳气。

2)施灸方法

头颈灸灸盒是头颈灸的主要施灸工具,根据治疗需要也可选用其他灸法,比如灸架灸、按摩灸、点灸笔灸法、化脓灸、隔物灸、吹灸疗法等。

(1)头颈灸灸盒结构特点

头颈灸灸盒由燃艾管、防灰网、盒底纱网、帽式穿艾针几部分组成。燃艾管呈纵向排列,有头顶部燃艾管、颞部燃艾管、枕部燃艾管、颈部燃艾管;燃艾管下设置头顶部防灰网、枕部防灰网、颞部防灰网以及颈部防灰网;盒头部盒底设置盒底纱网;灸盒颈部两侧设置束带扣,以束带绕额固定灸盒。

头颈灸灸盒:可以实现在头颈部的定位施灸、定性施灸、定量施灸。

(2)定位、定量施灸

定位施灸指采用不同灸法分别在腧穴、一个大的治疗面和沿着经络的体表循行线施灸的方法。头颈灸灸盒:可以在头颈部施行腧穴灸、经络灸、面灸。① 点灸:治疗部位小,主要在头颈部经穴、奇穴、阿是穴、标准头穴线上施灸,利用腧穴的近治作用、远治作用、特色治疗作用组方选穴、配穴,由于是在穴位上施灸,所以又称腧穴灸。选穴原则:依据《头皮针穴名标准化国际方案》取标准头穴线;十四经穴临床应用。② 线灸:在头颈部经脉体表循行线上施灸的方法,又称经络灸。根据施灸工具不同分两种:一是静态性灸法,沿头颈部经络循行线上顺次施灸,具有温补的作用;二是使用手持式吹灸仪顺经或逆经施灸,具有温泻或补泻兼施的效应,亦可根据十二经气血流注顺序和盛衰施灸。③ 面灸:在体表一个较大的治疗面进行灸治的方法,此区域有一条或数条经脉循行经过,该部位经脉有重要腧穴分布,将头颈部分为头顶区、颞区、枕区、项区4个区。

定量施灸的"量"指艾灸治疗量,与每次艾灸时间、疗程、取穴多少、所用灸法以及患者体质有关。辨识患者体质状况和疾病轻重,确定施灸量,即定量施灸。① 轻灸:指每次艾灸时间较短,疗程短,取穴少及选用温和灸法施灸,灸后不起泡、化脓,适用于体质强、疾病轻浅的患者。② 重灸:指每次艾灸时间较长,疗程长,或取穴多及选用化脓灸法施灸,灸后起泡、化脓,适用于疾病深重患者。周楣声"百会重灸调神"治疗经验是长时间重灸的具体应用。③ 中灸:指施灸量和程度介于轻灸和重灸之间。

(3)上下配合施灸法

头颈灸、脐腹灸、胸阳灸、通脉温阳灸、肢体灸、足灸均是以部位命名的温灸器灸法,分别位于人体的头颈、躯干及四肢上中下三部。头颈灸在上,为阳,与躯干部和四肢部配合施灸是"阴升阳降"理论在灸法按部位配合施灸的应用。从上到下、从阳到阴的施灸顺序亦是传统的"阴升阳降"理论在灸法治疗顺序的体现,如《千金要方·针灸上》说:"凡灸当先阳后阴,言从头向左而渐下,次后从头向右而渐下,先上后下。"① 头颈灸与胸腹部局部灸法的配合应用:头颈灸与脐腹灸配合应用;头颈灸与通脉温阳灸配合应用;头颈灸与胸阳灸配合应用。② 头颈灸与远端四肢部的配合应用:头颈灸与肢体灸配合应用;头颈灸与足灸配合应用。③ 头颈灸与胸腹部和四肢远端部位的配合应用是头颈灸在头颈、躯干及四肢上中下三部联合施灸的应用。

头颈灸在"阴升阳降"理论的指导下,除按部位联合施灸外,还可与具有温泻作用的吹灸疗法配合应用以"补虚泻实"。灸法的补泻依据主要来源于《灵枢·背俞》所载:"以火补者,毋吹其火,须自灭也;以火泻者,疾吹其火,传其艾,须其火灭也。"

（4）头颈灸运动疗法

将头颈灸与肢体主动运动或被动运动结合运用,治疗中枢神经损伤引起的肢体运动功能障碍性疾病,称为头颈灸运动疗法。中枢神经系统损伤,引起所支配区域的功能障碍,患者神志清楚,肢体不受控制,将肢体主动运动或被动活动与患者精神意识控制相结合,调动患者的积极性,符合现代康复理念,与中医"形神合一"的认识不谋而合。头颈灸改善患者头颈部血液循环,缓解脑供血不足,改善脑功能,患者有意识地参与肢体主动或被动运动,使局部脑刺激与患肢迅速建立联系。① 头颈灸主动运动疗法:在头颈部施灸的同时,患者的精神意识集中于患肢,并主动控制患肢的运动,患者肌力弱易疲劳,易短时多次治疗。② 头颈灸被动运动疗法:在头颈部施灸的同时,患者的精神意识集中于患肢,按摩师或家属为患肢按摩或做被动运动,患者体力消耗少,治疗时间可以较长。

10.梅花第十灸——温针灸

温针灸,又称温针、针柄灸及烧针柄等,是将艾灸和针刺结合在一起使用的治疗方法,使用温灸器操作的温针灸又称温灸器温针灸。

临床实践中我们发现,传统温针灸法应用时存在一定的缺点,艾火容易脱落烫伤皮肤、烧坏床单;较细、较短的毫针不能承受艾炷或艾条的质量而不能应用温针灸;穴区皮肤浅薄,毫针平刺、斜刺亦无法使用温针灸。我们在临床针灸过程中设计发明了温针灸盒、温针灸架、帽式温针灸器等各种温灸器,解决了传统温针灸操作的弊端,满足了不同针刺状态同时施灸的要求,使温针灸更好地应用到脑血管病、糖尿病、冠状动脉粥样硬化性心脏病、高脂血症、痛风、胃脘痛、腹痛、腹泻等疾病的治疗中。

　　1)温针灸器

　　(1)温针灸盒

　　温针灸盒是临床应用最多的艾灸器械。将灸盒同时用于针刺就成了温针灸盒。其结构特点是盒内的防灰治疗网距皮肤约5厘米,治疗网上设置有固定艾条段位置的网格;盒壁设置有进气孔,盒盖设置有控制出气量的滑片。其使用特点是艾灸不但对针刺穴位施灸,还对艾盒覆盖的整个部位加热。大温针灸盒用于胸腹、腰背较大的部位,小温针灸盒可用于四肢较小的位置。

　　(2)温针灸架

　　温针灸架的结构:温针灸架由燃艾管、固定架、燃艾管托和伸缩臂四部分组成。其特征在于所述的燃艾管设置有燃艾管把手、烧针上口、烧针下口、燃艾支撑架、防灰网,燃艾管为不锈钢管,使用后可擦掉艾烟油;燃艾管托为圆柱状,用来盛放燃艾管;固定架上设置伸缩臂,伸缩臂另一端连接燃艾管托。

　　温针灸架的优点:可多针同时施灸,能满足温针灸多个穴位的需要;针刺和艾灸分别进行,操作方便;可以满足直刺、斜刺、平刺时对不同方向的针柄和穴位进行灸治;除可用于温针灸,还可用于穴位的温和灸、隔物灸。

　　温针灸架的用法:先将毫针刺入腧穴,行针得气后再将针柄插入燃艾管烧针口。针柄水平方向或近似水平方向使用烧针上口,艾条段在燃艾管内从上往下燃烧。针柄垂直方向或近似垂直方向使用烧针下口,艾条段在燃艾管内从下往上燃烧。灸毕,通过燃艾管把手将燃艾管取下,倒掉艾灰,以备下次使用。

　　(3)帽式温针灸器

　　帽式温针灸器的结构:帽式温针灸器,由穿艾针、针柄套管、艾条托三部分组成。其特征在于所述的针柄套管设置为细空管状,上端略膨大与圈状针尾相应,下端呈外八字形针柄套管口;穿艾针设置为细针状用来穿透艾条段,且为帽式温针灸器的手持部位;艾条托设置为网状,防止艾灰脱落烫伤皮肤。

　　帽式温针灸器的优点:结构上针柄与艾条段或艾炷分离,针刺与燃艾分别进行;可用于在水平到垂直向上方向范围内针柄的艾灸加热;治疗过程中或更换艾条时可行针以加强针感。

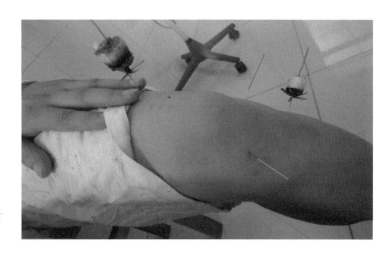

2010年,温灸器温针
灸治疗膝痹病

　　帽式温针灸器的用法:先将穿艾针纵向穿透艾条段或艾炷,然后固定在针
柄套管上,手持穿艾针点燃艾条段或艾炷的下部,行针得气后再将针柄套管固
定在针柄上。治疗间隙可行针以调整针感。帽式温针灸器适于在水平到垂直
向上方向范围内针柄的艾灸加热。灸毕,将帽式温针灸器取下,倒掉艾灰,以
备下次使用。

　　2)温针灸适应证

　　温针之名首见《伤寒论》。古代温针灸主要用于风湿疾患、偏于寒性的一
类病证。如明代高武的《针灸聚英》和杨继洲的《针灸大成》记载"其法,针穴
上,以香白芷作圆饼,套针上,以艾灸之,多以取效……此法行于山野贫贱之
人,经络受风寒者,或有效"。

　　近代亦有隔药饼或姜片、橘皮施灸,但以温和灸居多,治疗病症也不限于
上述病种,而扩大到脑血管病、糖尿病、冠状动脉粥样硬化性心脏病、高脂血
症、痛风、胃脘痛、腹痛、腹泻等。

　　温针灸具有温通作用。周楣声认为"通则不病,病则不通"。通者,洞达
也,畅顺也,开彻也,不滞也,得其理也,无所不流也。络脉、经脉阻滞是内伤、
外感疾病的发病机制,疾病虽有万殊,而不通之害则一也。治病手段虽有万
端,莫不是助其通也,灸法感传正是灸法疏通经络的表现。有学者认为,艾灸
以温热刺激为起始动因,以疏通经络为作用机制,以温促通是艾灸产生诸多治
疗效应的主要机制,即灸法的温通作用。艾灸的温热刺激,直接或间接地作用
于人体体表的特定部位,并通过经络等作用,产生局部和远隔部位的效应,疏

通经络是其所产生诸多治疗效应的主要作用机制。艾灸可以治疗寒、热、虚、实诸证,包括内、外、妇、儿等各科多种疾病,但是这些病症都存在经络不通、气血不畅的共同病理环节。灸法可借艾火之热力作用于特定的腧穴或部位,通过经络的传导,使气血运行通畅,正气得复,邪气得去,而温通作用是关键。

11.梅花第十一灸——化脓灸

化脓灸是一种古老的灸法,以艾炷直接在皮肤上烧灼,或中间放姜片、蒜泥等隔衬物施灸,经过起泡、化脓、形成瘢痕三个阶段,也有只经过前两个阶段者。操作时以艾炷灸治疗器或其他温灸器辅助治疗称为温灸器化脓灸,是梅花二十四灸之一。

化脓灸的特点是灸时疼痛较甚,灸后施灸部位起泡、化脓、结痂、留下瘢痕,形成永久性刺激,以达持续治疗的目的。化脓灸是自古一直流传至今的行之有效的一种损伤性灸法,使用温灸器达到化脓灸的目的,突破了现有的对灸法的认识。根据引起化脓、形成瘢痕的灸法不同,命名也不同,使用艾炷直接灸治,灸后化脓,称艾炷直接化脓灸;使用吹灸疗法后起泡化脓,称吹灸疗法化脓灸;使用艾炷隔姜灸后皮肤起泡化脓,称隔姜化脓灸。

1)艾炷制作

艾炷的形状,必须上小下大,上尖下平,便于安放和点燃。治疗前预先做成大小合适的艾炷备用,不可放置时间太长,否则易松散。艾炷大小,小炷则如麦粒,大炷则如半截橄榄核,中炷如半枚枣核。手工制作艾炷,食指向上,拇指向下,再用右手拇食指尖在左手拇、食指尖之间,向内挤压,即可将圆形艾球

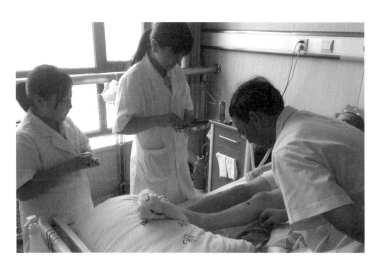

应用艾炷化脓灸为患者治疗

压缩成上尖下平、立体三角形之棱形艾炷。临床需要大量艾炷治疗时手工制作不能及时做出,我们研制了成批艾炷制作器,每次可制作数十个大小规格一致的艾炷,提高了效率,节约了时间。

　　2)用火方法

　　穴位处皮肤可略涂一层凡士林,也可用蒜汁,固定艾炷,一炷为一壮,线香点火。可分为三种方法。

　　①间断法:艾炷熄灭后,更换艾炷后再燃一壮,不易出现感传。②连续法:艾炷尚未燃尽时更换艾炷再燃,不使火力中断,可出现感传。③补泻法:一是疾徐强弱法,是传统的艾灸补泻法,见于《灵枢·背腧》:"以火补者毋吹其火,须自灭也;以火泻者,疾吹其火,传其艾,须其火灭也。"传是"及"与"布"的意思,用口对艾吹气,使气传布及艾,燃烧旺盛,向内渗透。这是疾火与强火,能使邪气随火而发散,称为泻火。若任其熄灭,是徐火与弱火,能使阳气深入,称为补火。即强刺激具有泻的功用,弱刺激具有补的功用。二是疾徐开阖法,针刺出针后疾按针孔与不按针孔是针法开阖补泻法,在化脓灸也得到应用。杨继洲曰:"以火补者毋吹其火,须待自灭,即按其穴;以火泻者速吹其火,开其穴也。"即在艾炷熄灭后再加按压,以增强补的作用。其后张景岳、吴亦鼎等推荐灸后贴膏药之法,"凡用火补者毋吹其火,必待其从容彻底自灭,灸毕即可用膏药贴之,以养火气。若欲报者,直待报毕,贴之可也。若欲泻者疾吹其火,令火速灭,待灸疮溃发,然后贴膏。此补泻之法也"。徐火灸毕当即贴膏药者为补;疾火灸毕,待灸疮溃发,再行贴膏药为泻。以嘴吹气的操作方法不能持久,周楣声发明了喷灸仪代替嘴吹气,我们在此基础上发明了系列艾条吹灸仪。

　　3)减痛措施

　　化脓灸的烧灼痛,是患者畏惧的主要因素。为减痛古今医家用不同方法行穴位处皮肤麻醉后再施灸,常用的是在穴位周围用手拍打或搔抓减痛,分散患者的注意力。

　　4)灸量壮数

　　古人谓燃艾一炷为一壮,作为施灸量的标准和依据。对施灸量而言,首次均是造成Ⅲ度烧伤,使灸处皮肤变为焦黑,四周皮肤向内收缩,出现车轮状皱纹为准。艾炷化脓灸的作用目的,主要是造成灸疮,只要是出现灸疮则作用量已经达到。古籍有数十壮、百壮以至千壮与三报之说。所谓报乃是重复与加强之意。即在同一孔穴之上反复施灸与前后相催,而不必更换他穴。周楣声曾治一例20余年病史的背部溃疡患者,用拇指大艾炷每次灸20余壮,共连续灸10次,溃疡壁才脱落,而患处周围健康组织并未被烧焦,可见古人数百、千壮可以一次或分次应用。

周楣声教授认为,"壮"是"创"和"灼"的意思,一壮就是对人体进行一次烧灼,给予一次创伤。

5)灸疮处理

灸疮形成之后,火的作用已不复存在。化脓灸的作用主要就是造成灸疮以形成慢性刺激,灸疮居于首要地位。

灸后保护:灸壮完毕后,揩尽灰烬,用干敷料覆盖。不用任何药物,待5～7天后,焦痂开始浮动脱落,有少量分泌物,可隔1～2天更换敷料,疮口周围用酒精或盐水棉球揩净,仍用干敷料覆盖。焦痂尚未脱落时原处再灸则疼痛极轻微,焦痂脱落后在原处再烧灼时疼痛每不能忍受,可在疮面放姜片或蒜片间接灸,灸后仍用敷料覆盖保护。

促使发作:如果灸疮干燥,无分泌物渗出,古人称为"灸疮不发",往往收效不大或无效。《针灸资生经》云:"凡着艾得疮所患即瘥,不得发,其病不愈。"古法有葱煨、热熨,或用补气益血方剂,但终嫌费事。明代高武云:"子尝灸三里各七壮,过数日不发再各灸二壮,右足发,左足不发,更各灸二壮遂发,亦在人以意取之,若顺其自然则终不发矣。此人事所以当尽也。"

清洗止痛:灸疮发作后,偶见疼痛剧烈、难以忍受,古法常用鲜柏白皮、鲜柳白皮、当归、薤白、生地、黄芩、竹叶等药,选取一两味,煎汤熏洗。

观察瘢痕:灸疮愈合后所形成的瘢痕,也是观察疗效的标志。瘢痕灰白、平坦柔软是正常的治疗要求。如果瘢痕疙瘩坚硬或呈现紫暗颜色,说明病根未除,还要继续在原处施灸。《外台秘要·卷十八》曰:"候灸疮瘥后,瘢色赤白,平复如本,则风毒尽矣。若颜色青黑者,风毒未尽,仍灸勿止。"

6)麦粒灸选穴与配穴

艾炷小者大小形如麦粒称麦粒灸,是艾炷灸的一种特殊情况。麦粒

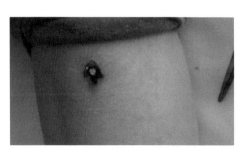

麦粒灸

灸艾炷小、刺激性小,一般不起泡、化脓。

远道取穴:比如耳尖穴,是治疗目疾、偏头痛的常用穴。周楣声发现,耳尖穴对全身各系统多种疾病均可应用,也是点灸笔灸法治疗常用穴。对全身各部位扭伤尤其下肢扭伤效果最快;多种化脓性、非化脓性炎症,如急性结膜炎、扁桃体炎、腮腺炎、各种脓肿及蜂窝组织炎等,效果不亚于抗生素;消化道疾病、心血管疾病、呼吸系统疾病、泌尿生殖系统疾病、手术后疼痛预防与控制均用之有效,关节运动系统疾病、急性损伤效果较好。十二井穴与十宣穴最敏感,从感传规律和临床效果看,其作用基本一致。周楣声发现,十二井穴分布的内侧爪甲角和外侧爪甲角效果一样,以大拇指为例,内侧为少商,外侧命名为老商,指甲根中间为中商。

以上配穴仅是常规方法,其他尚有经验配穴如少商、老商、少冲、少泽四穴同取,治疗流行性腮腺炎效果显著。

7)近部取穴

① 以患处为中心:某一病患如有中心症结所在,针对性处理可收到事半功倍的效果,如胆囊炎,胆囊压痛点着灸可立即缓解,痈疽、疖肿在其中心着灸烧灼效佳。② 以患处周围为主:中医外科痈疽肿痛,常用围药,灸法治疗痈疽肿痛也是促使炎症局限。即在患处周围以小艾炷间隔适当距离围成一圈,然后同时点火,可使红肿范围缩小,起到顿挫病势、防止扩散的作用。③ 以患处周围痛点为主:某些局部病患处,患处周围可出现压痛或触痛,但分布不均匀,而特别敏感与压触痛明显处在《疡医大全》中称为病根,也是施灸的最佳处。④ 以病变扩散方向为主:在外科疖肿,常见所属淋巴管向前扩散,出现红筋、红线等症状。可以在红筋末端挑破出血。艾灸当其末端行小艾炷烧灼,有良效。如红筋已经逐步向后回缩,可在其末端逐次灸之。

8)适应证

全身各个系统之陈年痼疾与药物难以治疗的病症皆可使用。如神经系统的头风、偏头风、中风及脑炎后遗症、癫痫,以及震颤麻痹等;呼吸系统的肺结核、哮喘与慢性支气管炎等;消化系统的溃疡病、慢性胃炎、肠炎,以及肝脾肿大等;心血管系统的心肌炎、心内膜炎、冠心病与脉管炎等;泌尿系统的肾衰竭、肾炎等;四肢及运动系统疾病的肌萎缩、无力、骨髓炎及关节病等;五官科的青光眼、雀目及眼底病、耳鸣、耳聋、耳源性眩晕、慢性鼻炎、鼻渊等。

化脓灸用之得当可收奇效,立即见效,如感传至患处,各种症状即可减轻。但大多数患者无反应,等灸疮发作、焦痂脱落、分泌物增加时,效果最好。5～6周后,灸疮开始干燥,效果减弱。如症状仍在,可在原处反复加强,持之以恒,以图巩固。

12.梅花第十二灸——管灸

管灸亦称温管灸,因早期以苇管做温灸器施灸又称苇管灸。我们首创了台式管灸器熏灸耳道或用吹灸仪吹灸外耳道的方法,是用于治疗耳道疾病或颞下颌关节炎、周围性面瘫等耳道周围疾病的一种温灸器灸法。

管灸疗法首载于唐代孙思邈《备急千金要方》:"以苇筒长五寸,以一头刺耳孔中。四畔以面密塞之,勿令气泄。一头内大豆一颗,并艾烧之令燃,灸七壮。"

台式管灸器、台式吹灸仪有共同的底座,将治疗孔调整至与外道孔平齐,将艾条段点燃后,充分燃烧,艾条的燃烧端朝下放入温灸器治疗管内,以患者自觉的温度调整远近,吹灸或熏灸外耳道。

苇管灸主要用于面肌瘫痪,耳聋耳鸣,急、慢性中耳炎,颞下颌关节炎。

13.梅花第十三灸——肢体灸

在四肢部使用肢体灸灸盒、各种吹灸仪、灸架、多功能肢体熏灸盒、足灸盒等艾灸器械施灸的一种温灸器灸法,称为肢体灸。

肢体灸是一种远端灸治方法,十二经之五输穴和原穴、八会穴、络穴均分布于四肢,临床应用治疗肢体局部疾病、近端的脏腑疾病以及精神神志疾病。肢体灸因使用肢体灸灸盒在整个肢体施灸,治疗脑血管疾病和神经压迫损伤

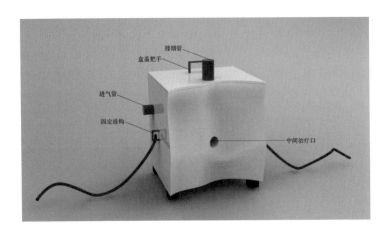

肢体灸治疗器

所致肢体无力、疼痛、凉麻异感而得名。

14.梅花第十四灸——足灸

足灸疗法是使用各种足灸盒在足底施行熏灸、按摩灸、隔物灸的一种温灸器灸法。患者选择舒适的坐位，既可灸治一个腧穴，又可整足施灸。

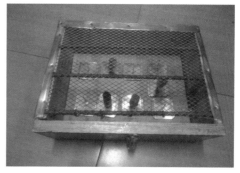

足灸盒

足灸器，是足灸治疗的温灸器。患者取坐位，将足放在足灸器表面，艾条放置在足灸盒内，从下向上熏灸，表面平铺姜末即隔姜足灸，表面设置按摩器即足底按摩与艾灸同时治疗。足底熏灸盒既可熏灸整个足底，又可熏灸单个穴位，如涌泉穴。

适应证：① 足部疾病；② 引火归元法，治疗阴虚阳亢病证，即将上越之火引导回到命门之中，功同附子、肉桂。

15.梅花第十五灸——罐灸

罐灸是拔罐疗法与灸法的一种结合，以罐灸器为施灸器具的温灸器灸法。罐灸主要在躯干部位施灸，以腹部为多见，可以调理人体腹腔内环境，扶正祛邪，改变人体的寒热虚实，从而调理由寒湿热引起的瘀堵、寒凝、壅热而产

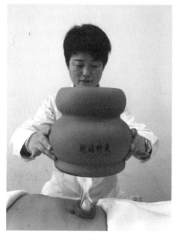

罐灸采用投火法操作

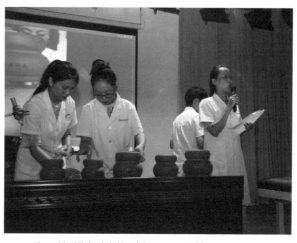

2017年8月，罐灸在周楣声诞辰100周年学术会议上展示

生的肥胖症、"三高"、男性前列腺炎、女性盆腔疾病等。

1)脐灸罐的特色和材质

脐灸罐以砭石粉为主要原料。砭石含有锶、钛、铬、锰、锌等三十几种对人体有益的稀土和微量元素。砭石做罐保温性能优良,保持艾热温和醇厚。脐灸罐的材料还含有高端紫砂壶的泥料,透气性强,对人体没有伤害。脐罐灸在施灸过程中所产生的热力是艾灸的热气(包括药气),通过罐体的气孔传导到穴位,而产生效果。

2)药物作用

根据雷火神针配方制作无烟艾条,配合脐药和药酒外用。

脐药是由蔡圣朝的配方,根据不同的体质和不同的药引子,在施灸期间塞入脐内,通过艾灸的热气和药气,充分发挥其药效的,同时艾灸的热力推动脐药的吸收,效果事半功倍。

施灸前在治疗部位的皮肤涂抹药酒,能打开腠理,帮助吸收,活血化瘀。施灸前涂刷药酒,能使艾灸和药酒的作用最大化,效果最大化。

16.数联组合灸法

数联组合灸法,简称组合灸法,是将两种或两种以上单式灸法按照一定的治疗原则联合应用,是一种艾灸选择法。两种单式灸法联合应用,称二联组合灸法。三种单式灸法联合应用,称三联组合灸法。

根据患者年龄、体质强弱情况、体形胖瘦以及对于灸法治疗耐受程度不同,制订个体化灸法治疗方案,选用两种或数种灸法组合应用,临床应用主要有按部位组合施灸、按补泻组合施灸、按轻重组合施灸三种。

1)按部位组合施灸

灸法是针灸疗法的主要组成部分,从占至今灸法种类繁多,按不同的标准分类有利于详细认识灸法的特点,以便更好地为临床服务。古今灸法在人体的头颈、五官、胸腹、背腰、上肢、下肢均有不同施灸方法。按人体部位施灸分为三类:一是上部灸,指在头颈和五官部位施灸治疗头面五官、颈项部疾病的方法,如头颈灸、耳灸、眼灸、百会灸、角孙灸、翳风灸、风池灸;二是躯干灸,指在胸腹、背腰部施灸治疗躯干脏腑病证,如胸阳灸、通脉温阳灸、脐腹灸以及传统的中脘灸、神阙灸、气海灸、关元灸、命门灸、膏肓灸、骑竹马灸等灸法;三是四肢灸,指在四肢部位施灸,如梅花针灸学派的肢体灸、足灸以及足三里保健灸、涌泉灸引火归元、至阴灸调整胎位、隐白灸调理月经过多等。

（1）"阴升阳降"是施灸顺序和组合施灸的理论依据

人体营气在十二经的流注方向,遵循阴升阳降的规律,"手之三阴从胸走手,手之三阳从手走头,足之三阳从头走足,足之三阴从足走腹"(《灵枢·逆顺肥瘦》)。针刺、艾灸的顺序亦是从上到下,从阳到阴。《千金要方·针灸上》云："凡灸当先阳后阴,言从头向左而渐下,次后从头向右而渐下,先上后下。"

上下、远近、前后是相对而言,人体站立时,上指头颈、面部五官,下相对于头颈而言指四肢、躯干,上肢相对于下肢而言为上,同名经配穴是上下肢腧穴配合应用的;前指胸腹部,后指背腰部,俞募配穴是前后配穴的特殊应用;远是指在四肢部位施灸,近指在胸腹背腰部施灸。

按部位配穴,分为上下配穴组合灸法、前后配穴组合灸法、远近配穴组合灸法三种。

（2）上下配穴组合灸法

上下配穴组合灸法指在上部的头颈灸、耳灸、眼灸、百会灸与躯干的蔡氏通脉温阳灸、胸阳灸、脐腹灸以及四肢的肢体灸、足灸或中脘灸、神阙灸、气海灸、关元灸、足三里灸等数种灸法上下配合应用的方法。

（3）前后配穴组合灸法

背俞穴是脏腑之气输注于背腰部的腧穴,募穴是脏腑之气结聚于胸腹部的腧穴,二者相互配合应用为"俞募配穴法"。脏为阴,腑为阳,脏病多取背俞穴治疗,腑病多取募穴治疗。《素问·阴阳应象大论篇》曰："阳病治阴,阴病治阳。"通脉温阳灸在背部施灸,脐腹灸在腹部施灸,背为阳,腹为阴,二者配合应用有平衡阴阳、疏通经络之功。俞募配穴法又称前后配穴组合灸法,或阴阳配穴组合灸法,是腧穴灸配合应用的组合方式。

通脉温阳灸灸盒、胸阳灸灸盒、脐腹灸灸盒三者结构上的共同特点是"川"字形燃艾网能够固定艾条段的位置,可以分别用于腧穴灸、经络灸、面灸。辅助性艾灸器械——通脉温阳灸聚烟罩、通脉温阳灸排烟系统的临床应用,实现了无烟化治疗的效果。

周楣声"阳光普照法"的应用,以背为阳,以心为阳中之阳,指在以至阳穴为中心的第3~8胸椎棘突之间的背部取穴灸治;腹为阴,肾为阴中之阴,脐腹灸在腹部灸治。在阳光普照区的灸治和在以腹部进行脐腹灸配合应用称为阴阳配穴法,《灸绳·灸赋》云:"百川归海,前后相通;阳光普照,四末可及。"在背部阳光普照区选穴着灸能够扶阳抑阴,而在腹部施灸称百川归海,用于从阴引阳、后病前取以治腰痛及其他病证,其感传作用更能前后相通。命门与阴交,不论为前后同取或单取,对下腹及下肢病均可收良效。

(4)远近配穴组合灸法

胸腹腰背为近,四肢为远,在躯干施行脐腹灸、胸阳灸,或通脉温阳灸与四肢腧穴灸,或肢体灸、足灸相配合应用,同时或先后施灸,称为"远近配穴灸法",《四总穴歌》曰:"肚腹三里留。"和艾灸足三里配合使用治疗胃肠道疾病疗效更佳,和艾灸三阴交配合使用治疗泌尿生殖系统疾病疗效显著。

2)按补泻组合施灸

(1)补虚泻实

中医虚证用补法治疗,实证用泻法治疗,"实则泻之,虚则补之"(《素问·三部九候论》),"盛者泻之,虚则补之,热则疾之,寒则留之,陷下则灸之,不盛不虚,以经取之"(《灵枢·经脉》)。灸法的补泻治疗由艾灸的操作方法、腧穴的特殊治疗作用、疾病的病理状态几个方面决定。

(2)温泻、温补灸法

周楣声将《内经》艾炷灸"火补""火泻"灸法发扬光大,发明了具有温泻作用的吹灸疗法,以及具有温补作用的灸架灸。针对虚实夹杂证,可以采用补泻兼施灸法治疗,即吹灸疗法配合其他灸法联合使用。

3)按轻重组合施灸

(1)三焦分治

根据三焦的不同生理、病理特点,指导灸法临床治疗,确定施灸轻重称为三焦分治,上焦病证、轻症以及疾病恢复期宜轻灸,中焦、下焦病证宜重灸。

(2)轻灸与重灸

轻灸与重灸是相对而言,在保健灸和治疗灸时各有体现。灸法轻重与每次施灸时间、灸后是否起泡化脓、艾炷壮数、疗程、每次间隔时间等因素有关。因此,轻灸是指每次施灸时间短,或灸后不起泡化脓、艾炷壮数少、艾炷小,或疗程短,或每次间隔时间长,灸时疼痛不甚;重灸是指每次施灸时间长,或灸后起泡化脓,或艾炷壮数多、艾炷大,或疗程长,或每次间隔时间短,灸时疼痛较甚。以关元灸为例,治未病具有补益元气、抗衰老的作用,每次施灸时间长,灸后起泡,属重灸。

临床治疗时,年老体弱,幼儿皮肤娇嫩,不能耐受重灸者,可以施行轻灸。我们在临床应用蔡氏通脉温阳灸保健或治疗时,每次灸治1～2小时,灸后不起泡化脓,2～4周1次;体质壮实,能够耐受长时间治疗者,应用重灸法,通脉温阳灸每次灸治2～4小时,1周1次,灸后起泡或不起泡。

4)四诊合参,辨证施灸

(1)辨病性

《灵枢·经水》云:"审切循扪按,视其寒温盛衰而调之,是谓因适而为之真也。"寒温盛衰作为处方选穴的依据和治疗的标准。辨明疾病的寒热虚实阴阳病性,方可拟定正确的治疗方法。《灵枢·经脉》曰:"盛则泻之,虚则补之,热则疾之,寒则留之,陷下则灸之,不盛不虚以经取之。"

(2)辨病位

辨病位指辨明病变发生的具体部位。疾病有在脏、在腑、在经、在络、在穴、在气、在血者,有在皮肤、在筋脉、在骨髓者,总而言之,辨明疾病在表还是在里,处方配穴时,应依此为准则。《素问·痹论篇》曰:"五脏有俞,六腑有合,循脉之分,各有所发,各随其过,则病瘳也。"《灵枢·终始》亦强调:"在筋求筋,在骨求骨。"因此,针灸治疗必须明辨病位,然后根据经络、腧穴、脏腑理论选择适当灸法在腧穴、经络等部位治疗。

(3)知标本

标和本是表达病变的主次、邪正的盛衰以及病因与症状的相互关系,从而临证时作为先后缓急等不同处理方法的依据,"急则治其标,缓则治其本"是标本论治总的原则。《素问·标本病传论篇》曰"知标本者,万举万当,不知标本,是为妄行""病有标本,刺有逆从"。

(4)辨体质

针灸施治,必辨患者体质强弱、胖瘦、气之盛衰、血气多少。《灵枢·终始》曰:"凡刺之法,必察其形气。"《标幽赋》亦云:"定形气于予心。"《灵枢·官针》曰:"用针之理,必知形气之所在,左右上下,阴阳表里,血气多少,行之逆顺,出入之合,谋伐有过。"《素问·三部九候论篇》曰:"必先度其形之肥瘦,以调其气之虚实,实则泻之,虚则补之……无问其病,以平为期。"

（5）顺天时

人与天地相应，与四时相序，因此，四时气候的变化对人体有很大的影响。《素问·四时刺逆从论篇》云："春者，天气始开，地气始泄，冻解冰释，水行经通，故人气在脉。夏者，经满气溢，入孙络受血，皮肤充实。长夏者，经络皆虚，内溢肌中。秋者，天气始收，腠理闭塞，皮肤引急。冬者盖藏，血气在中，内着骨髓，通于五脏。是故邪气者，常随四时之气血而入客也。至其变化，不可为度。"《标幽赋》云："拯救之法，妙用者针，察岁时于天道，定形气于予心。"

（6）压痛辨证

周楣声认为，压痛穴是全身的病理反应，也是远离病处的取穴法，在压痛穴施灸容易出现灸法感传，而且效果明显。一般来说，五脏俞募及其附近的压痛反应，大体上是与所属脏腑的病变相当。胆囊炎多在右肋下缘出现压痛，这是为许多人知道的常识。而阑尾炎的压痛出现在右下腹背面之阑俞，以个人经验而论，几乎有着绝对的准确性。症者佐证也，故压痛反应自然也是病理的佐证与针灸辨证的特有依据之一。

综上所述，数联组合灸法是在传统中医理论指导下配伍应用的组合施灸方法。

二、梅花针法　以人治人

1.针法特点

《金针梅花诗钞》曰："针道至精妙，是以人治人。针效在补泻，其用在平衡。"

周楣声认为，在治疗过程中不但患者要守神，而且医者也要治神。"以人治人"是梅花针灸学派针法的突出特点，强调"以医者—健康之身治患者—有病之躯""修身守神"，医者首先要有一个强健的体魄、充沛的精力，才能更好地完成各种针法操作。

"以人治人"的思想除了强调医师要有一个强健的体魄外，在进行传统健身气功锻炼的基础上效果更佳，主要体现在呼吸补泻时进出针和意念行针补泻法的操作。重视守神与治神的意义。医者身体强健，神清气足，精力充沛，

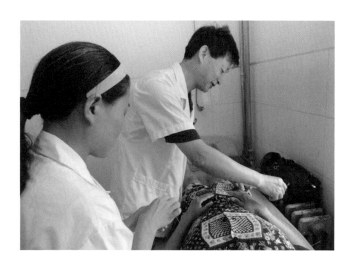

2012年6月,蔡圣朝为患者
针刺治疗(拍摄者:贺成功)

方能以不病之身治疗有病之人,《金针梅花诗钞》曰:"能治神者可治针,治神之
要在修身。识得玄微通造化,全形保命刺方真。"

2.选穴

梅花派重视针刺手法和选穴在针灸治疗中的作用,"而针之法则,其一是
重在手技;其二是重在选穴。手技得法,选穴得宜,则针之为用,无过于此矣!"
(《针铎·前言》)

1)梅花双萼选穴法

梅花针灸学派选穴精而简,一般以两针为主穴,故称双萼。

双萼法选穴原则:一穴为主,一穴为客;一穴治本,一穴治标;一穴取阴,一
穴取阳;一穴为远,一穴为近;一穴为补,一穴为泻。用针虽简而取义则备,也
可融合其他选穴诸法于其中,则法简义明。

2)直斜贯串透刺法

经脉纵横交叉、孔穴相对或并排,穴位相对者一针直贯,经络穴位并排者
一针斜穿而刺,均不宜将针透出皮外。

《金针梅花诗钞》曰:"人身之经脉既是纵横交叉,而孔穴更是鳞次栉比,或
前后相对,或彼此并排,相对者则直针可贯也,并排者则斜针可串也,常于一针
两穴或一针两经时用之。即今之所谓透针与过梁针是也。"自液门进针,经过
中渚与少府至阳池,一针四穴治疗疟疾有良效,诗曰:"直者可贯针可串,两穴
两经一针嗅,用针虽少效用多,娴熟始能操胜算。液门深刺实多功,静以留针
疟遁踪,一针四穴前人少,毕竟梅花法不同。"

3.梅花进针法

进针是针刺手法的第一步和基础,是针刺成功的关键,主要的要求是入穴和无痛,《灵枢·邪气脏腑病形》曰:"必中气穴,无中肉节。中气穴则针游十巷,中肉节则皮肤痛。"《金针梅花诗钞》将进针总结为端静、调息、神朝、温针、信左、正指、旋捻、斜正、分部、中的。

三指两用进针法:以拇、食指夹持针体,微露针尖二三分,置中指尖在应针孔穴之上,反复揣摩片刻,发挥如同左手的作用,使患者先有酸麻及舒畅之感,然后将食指尖爪甲侧紧贴在中指尖内侧,将中指第一节向外弯曲,使中指尖略行离开孔穴之中央,但中指爪甲仍紧贴在孔穴边缘,随即将拇、食二指所夹持之针沿中指尖端迅速向孔穴中央刺入,不施旋转,极易刺进。针入孔穴后,中指即可完全离开应针之穴,此时拇、食、中三指即可随意配合,施行补泻,三指两用,简捷无痛,适宜于两手同时进针,在左右同取时尤为适宜。《金针梅花诗钞》曰:"拇食持针中按摩,三者两用见功夫。中指略移针迅进,梅花香到病能除。"

4.深浅法

1)梅花派深浅法

梅花派深浅法之大略:穴浅则刺浅,穴深则刺深。深针无害者,则刺之务深;深针有害者,则刺之亦勿过浅,而适得其中。经脉深藏者,入针浅则少效;经脉浮露者,虽求深亦不可能。可深而不深,有如隔靴搔痒;不可深而强深,必将祸不旋踵。宁失之深,但中脏腑者必须切忌;无失之浅,如蝇叮蚊咬难以收功。

梅花派深浅法乃是先浅后深,先浅取及不深不浅取之,以祛病邪;后深取及极深取之,以调谷气。邪气去则针下之紧急自除,谷气生则针下之徐和乃见。《金针梅花诗钞》曰:"重深轻浅有来由,谷气深调厥疾瘳,穴浅忌深深忌浅,妄深中脏必招尤。"

2)周楣声八纲深浅法

①阴深阳浅法:"春夏为阳当浅取,秋冬属阴可渐深。头面为阳深必慎,髀股为阴浅少能。"天有阴阳,人亦应之,春夏阳气盛,人之阳气亦盛,趋向于浅表,刺亦浅;秋冬阳气渐衰,人之阳气亦减,趋向于里,刺亦深。以经络之阴阳言之,则手足三阳经各行于身之表而上于头,多筋多骨,皮肉浅薄,故宜浅刺;

手足三阴经各行于神之里而贯于股肱,皮肉丰厚,故可酌宜深刺,亦即肌肉丰厚处可深,浅薄处亦浅。②里深表浅法:"疾浅针深良肉损,病深针浅弗能移。但识用针分表里,在皮在骨总相宜。"疾病重者一,在里而深也;疾病轻者一,在表而浅也。是皆内针之深浅与疾病表里相应之古训也。③实深虚浅法:"肥壮邪实宜深刺,瘦弱体虚可浅行。脉有虚实同此理,婴儿疾发无久停。"因人之虚实不同刺之深浅有异,新病邪实脉实者,深刺之;久病正虚脉实者,浅刺之。《灵枢·终始篇》曰:"脉实者深刺之,以泄其气;脉虚者浅刺之,使精气无得出,以养其脉独出邪气。"④寒深热浅法:"热则气滑寒则涩,涩宜久留滑速出。刺涩针大而入深,刺滑针小浅为则。"热则气盛,盛则悍而滑,故必须浅刺速出,无使宣泄太过;寒则气滞,滞则凝而涩,故必须深刺久留,使气血宣通。

5.得气候气法

夫气者,乃十二经脉之根本,生命之泉源。进针之后必须细察针下是否得气。《针灸大成》曰:"用针之法,候气为先……以得气为度。"

针下得气是针刺成功的关键,梅花针灸学派候气三法:一是静以久留,即将针在孔穴中静置片刻,不必急于捻转;二是如待之而气仍不至,可将针尖向前后左右频频移动,不必出针另刺;三是如仍不能得气者,即须将针抽至皮下,另行改换方向刺入,切忌操持太急,乱捻乱捣。《金针梅花诗钞》曰:"易得气者病易痊,气不至者病难愈。候之不至将如何? 静置移锋或改道。"

6.梅花派导气法

导气即所以行气也,上气不足下气有余者推之而上,上气有余下气不足者引之而下,正气不达者迎之使其来,邪气壅滞者决之使其去。尝见针下已经得气,但酸麻胀重仅限于针孔周围,不能远达病所,必导之而后可。

辅针导气诸法,常称为行针,《金针梅花诗钞》详论导气成法、导气成方及周氏家传导气法。

1)导气成法

《金针梅花诗钞·导气成法》曰:"导气古人有成法,提按搓捻与颤刮,弹捣摇摆共摄循,息诱抽添敲倒压。"诱、敲、压三法为梅花派所特有手法,不见于其他针灸医籍所记载。

①诱法:气止不行或行而不速者,宜向患者不断探询而诱导之。如脘痛取三里,头痛取后溪。得气后不断询其气行迟速否? 气距离病所长短否? 气

是否已至病所？合患者之神气、针气、病气于一途，使患者之精神内聚而效自增。"欲气速行，导之以意"，此梅花法之心传也。② 敲法：每见下针得气，气已畅行，如停针不动，则下之气每渐见减弱与消失。如重行旋、捻、提、按，则气又再见。如在停针之时，防止针下之气中辍及催气前进时，可频频敲击针尾，以减少运针次数。与弹法不同，弹是从旁弹动针柄，使针身摇摆；敲是垂直敲其针尾，使针尖逐步深入。待达到一定深度后，再行将针外提寸许，重新敲击之，亦为梅花法之所倡用，而为古法之所无。③ 压法：按法非按针之按，乃按压针孔穴上下之空道也，故曰压，以别于按，庶免混淆。欲气上行则左手用力压在针孔下方，欲气下行则压在针孔上方，再用右手不断运针以逼气流向病处。梅花派压法当与《金针赋》按法相鉴别，"按之在前，使气在后，按之在后，使气在前。"

2）导气成方

导气成方以《金针赋》所载最为详备，但法繁则理反昧。《金针梅花诗钞》收录导气成方："赤凤迎源龟入土，青龙摆尾虎摇头，交战升腾兼捣臼，运提进纳与调留；更有抽添一法在，成方导气此为尤。"

3）梅花派导气法

《金针梅花诗钞·梅花派导气法》曰："推之引之谓之通，行之和之调气功，迎之鼓之乃能助，提之纳之在运中。通调助运为纲领，导气之方此实崇。"导气之法，各种手技，名目繁多，虽各有所长，必须斟酌综合，方能层次分明，使用有序。而通、调、助、运四法，实导气之纲领也。

经气不至，在于候气，经气已至，在于导气，而导气之要则在于辅针。《灵枢·邪客》曰："辅针导气，邪得淫佚，真气得居。"梅花针灸学派总结前人的经验，创立通、调、助、运四大导气法则，"推之引之谓之通"，疏而决之之义也。经气流通则正气自复，邪气自平；"行之和之谓之调"，缓而抚之，平而衡之之义也，以调辅通则刚柔相济矣；"迎之鼓之谓之助"，激而动之，振而扬之之义也，气血不宣，助之自起；"提之纳之谓之运"，御而用之之义也。气能为我驾驭，则导气之功备矣。

（1）通气法

① 推气法：使气自针下向前周流，迫其前进而不后退，以直达病所或流贯全身。下针至地，得气后提针至天，慢提紧按，少出多入，连续捣杵，不断搓

捻。病在上,拇指前进,食指后退;病在下,拇指后退,食指前进,以推气向前。当针逐次深入,达到地部时,如气已能向前传导至病所,即将针再提至天部,卧针朝病,令患者吸气数口,并频频摇摆针柄,一左一右,以推动经气流行。② 引气法:将气推至病所时,针与病已经相通,即应引邪外出。此时乃扶针直插,复至于地,紧提慢按,多出少入,如抽如拨而又不抽不拨,不断捻转。病在上者,拇指后退,食指前进;病在下者,拇指前进,食指后退。将针逐步提至天部,以引导邪气外出。未应时可反复行之。

(2)调气法

① 行气法:脉气已通,行之更顺。在推气之后,如病久体弱或病根深固,泄邪适足以伤正者,可随其虚而调之,使壅者不滞,闭者能开。即在推气之后不用引气法,以龙虎升降辅之。在提针至天复紧按至人部时,可分三次下按;同时大指后退,食指前进,使针微向右转。如此施行九次,引天部阳气深入。由天至人后,再由人至地,与由天至地相反,即三次紧提至人部,同时食指前进,拇指后退,使针向右旋转一圈。慢按时一次轻轻下按,同时大指前进,食指后退,使针向左转一圈,如此施行六次,引地部阴气外出。反复升降,使经气流行。② 和气法:在推气、引气或行气之后,如病气仍有余,则泻之;正气已不足,则补之。也可继续龙虎交战,即左捻九而右捻六;或平补平泻,即一左一右频频捻针,使气行加速,气血周流,百骸舒畅。

(3)助气法

① 迎气法:气不足者,或稽留而不至,或缓慢而不前,迎之方来,逢之乃见。迎之之法可运用子午流注针法,迎之于时穴之中。即在入针病穴之后可添针时穴,使推、引、行、和、提、纳诸法,更易有效。② 鼓气法:着意呼吸,能使经气上下出入,内外周流。如欲令气速至病处,当深呼吸以助之,并摇动针柄相配合。呼时按针左转,吸则提针右转,一左一右,一呼一吸,经气自然流行。

(4)运气法

① 提气法:本法可补可泻。在补法时应用能使陷下之气复升,以祛除顽麻冷痛;在泻法时使用能提取邪气外出,使正气得复。补法是在针下得气之后,即插针深入,直至于地,行烧山火手法,待针下发热,用拇、食、中三指紧捏针身,运全身之力于腕底,将针慢慢上提。拇指用力慢慢前进,食指用力慢慢后退,并轻微捻转作配合。当针到达天部后,再一次插至地部,仍行补法,使针

下发热,仍用前法,反复同样行之。在施行本法时,患者常诉说好像有东西往外抽,连同针下的肌肉都好像被拔出来一样,麻冷之感迅即减轻。泻法是先用透天凉手法,待针下发凉时,如同补法一样,用力将针慢慢上提,并用拇指后退,食指前进,轻微捻转作配合。当针退至天部后,再一次插至地部,仍用泻法,反复同样行之。针下凉感可迅速扩大,并向远处传布。②纳气法:能使气深入,温脏腑而消积聚。在下针气调之后,将针提起,再用补法使针下发热,即用拇、食、中三指紧捏针身,聚全身之力于腕底,抵针不动,将针用力缓缓下纳,亦用拇指前、食指后轻微捻转作配合。当针已到极处,复将针上提仍用补法,使针下发热,反复同样行之。此时患者顿觉酸麻加重,针下之气每可迅速向前扩布,使脏腑温暖,积聚消散。

7.针刺补泻法

针之补泻,古人虽反复谆告,奉为典范,然《针灸问对》《医学入门》《针灸集成》等书,常谓针乃有泻无补,有“针入如芒,气出如轴”之语,谓虚损危病重病久病俱不宜针灸。两种不同观点往往让初学者不知所措。周楣声认为,用针之道即在于蠲邪扶正,邪可蠲即泻,正得扶即补。故补泻之义,本来蕴藏在针道之中,固无所谓补泻也。《金针梅花诗钞》曰:“用针必须明补泻,补泻不明针道废。阴阳偏胜可以调,热至寒生多妙义。”

1)针刺补泻在于平衡阴阳

阴阳彼此平衡,安静而不妄动者方可谓平人,但六淫外侵,七情内乱,平被扰则失衡,静被鼓则妄动。阴阳之平秘不能,彼此之虚实乃见。此现有余,彼即不足,故百病之生皆有虚实,而补泻行焉。因此补泻之义,即阴阳平秘之道也。补泻得法,效如桴鼓;补泻不当,是为大贼。故必须先定病之虚实,而后方可行针补泻。

2)补泻同施

补泻可以同时并施,而先后有别。在补泻同施时,可在一穴之中先后同施,也可在一经或两经之中先后同施。① 一穴之中补泻同施:古法龙虎交战、阴中隐阳与阳中隐阴诸手法,均系一穴之中补泻同施。② 一经之中补泻同施:《难经》《甲乙经》中五输穴与五行、五脏相配,按五行生克“虚则补其母、实则泻其子”取穴治疗,以达一经之中补泻同施。

3）人身左右补泻

捻转补泻手法,古书中在人身左右施行时产生矛盾的结果,令初学者无所适从。周楣声认为,行针补泻在于医者手指,不论是在患者左侧或右侧行针,医者如使用右手,均以大指前进为补,后退为泻;左右手同时施行补泻时,则两手大指同时前进为补,后退为泻。

4）男女补泻

《金针赋》《针灸聚英》认为男女在上下午、腰之上下阴阳分属有别,应选不同时间行针刺补泻治疗。人身经脉起止出入,男女并无不同,何以补泻之时反而有差异? 杨继洲、高武等医家持反对意见。周楣声认为,男女补泻是否应该不同,不能一概而论,男女天赋阴阳有别,冲任之虚实悬殊,存疑可也。至若一日之晨昏不同,脏气之盈亏相应,此中将有至理焉,宜深思详考。

5）捻转补泻法

捻转补泻法是一种基本操作手法,患者的左右和医者站立的方位不同,让人很难确立捻转补泻操作方向的标准。《金针梅花诗钞》说:"在进补泻之时,不论是在病人左侧或右侧进针,医者不论是使用右手或左手,均以大指前进为补,后退为泻。左右手同时施行时,则两手大指同时前进为补,后退为泻。"因此,捻转的补泻方向是以医者为中心,均以手指向内收拢为补,向外推扬为泻,诗曰:"补泻之妙在手指,自身内外为准则。大指前进补之方,大指后退泻之诀。"

6）梅花针灸学派的呼吸补泻法

在"以人治人"的思想指导下,施术时以医生自己的呼吸与患者的呼吸同步进行,并与提按捻转相配合,即吸气时将针外捻上提,呼气时将针内捻下按,两者紧密配合,把思想集中在手指上,感应极其明显。诗曰:"呼吸补泻呼时补,鼻吸宜短口呼长,候呼引针候吸出,泻法反此莫相忘。病者医者同呼吸,补泻分明效更彰。"

7）针刺意念补泻法

当植针入穴后,周楣声所创意念运针热补凉泻手法,是酌古融今独创的补泻方法,是对针术的一大贡献。能使针体在肉中自行转动,发挥补则热生、泻则凉至的补泻作用。

意念即心有所忆与存念不忘之意。在施行补法时,四指均用力向内收拢,同时聚全身之力于掌心之劳宫穴,罩在针柄的上方,存想针如火龙,以推气与纳气进入患者体内,针下即有热感出现。在施行泻法时,四指均用力向外扬展,同时存想气如冰冷,以掌心对准针柄,用力吸拔和提取患者之气外出,则针下即有凉感出现。诗曰:"针术分阴阳,阴阳化水火。火补热自生,水泻凉可至。"

8.出针法

出针有法,不失时机自进针到出针,一次治疗至此全部结束,其中亦有法度而不可忽视。梅花派十分强调出针时机与出针方法。

出针时机:① 针下补则热生,泻则寒至;② 针下虚实,即如《金针赋》所云"病势既退,针气微松,病未退者,针气如根";③ 脉之软坚,是指针刺前后脉象比较,如脉象由急躁转平静者,是泻之弛也,由沉伏转为应指者,是补之验也;④ 气之调否,指针刺前后患者精神状况的各种变化。

在出针时也常是三指两用,即不论为补法出针或泻法出针,均用左手或右手拇、食二指转动针柄,轻施按摩或按压不动,以免肌肉随针牵起,再逐步或一次外提出针后迅即用中指按住针孔或不按针孔,无须双手互相配合,操作简便,自无手忙脚乱之弊。以上是梅花派各法,实为他书所无,别具一格,足为针苑增辉。《金针梅花诗钞》曰:"出针之要贵适时,识其时机乃可贵,寒热虚实脉软坚,气调而止为凭藉。梅花出针亦有法,拇食旋捻中按捺。笑他双手一齐来,捉鼠何须缚虎力。"

三、时间针法　自成体系

移光定位和脏气法时时间针法具有完整的理论体系,是一种按日按时与子午流注理论体系相同而方法又有不同的针刺方法,其作用"顺阴阳而调气血"。该时间针法体系不同于其他子午流注时间针法体系,是梅花派所独有。

1.移光定位时间针法

在《内经》天人合一与脏气法时的思想指导下,把自然界的阴阳矛盾和生克制约的这些周期性现象和节律,与人体脏腑经络气血流注的盛衰节律互相配合,同十二经的主要腧穴相联系,按日按时顺阴阳而调气血以取穴治病。《素问·八正神明论》曰:"问曰,用针之服,必有法则焉,今何法何则? 答曰:法天则地,合以天光……凡刺之法,必候日月星辰,四时八正之气,气定乃刺之……是谓得时而调之,因天之序,盛虚之时,移光定位,正立而待之。"《素问·六微旨大论》对移光定位一词又加以阐释,光乃日光和月光,位乃孔穴的位置,即根据日光和月光移动的规律,而采取相应的孔穴针刺治病,这是符合生物节律与内外界环境统一性的基本规律的。

　　1)推算

　　(1)天干与脏腑相配

　　《金针梅花诗钞·家传移光定位针刺心法歌》曰:"移光定位秒用长,五脏五腑十干祥,甲胆乙肝小肠丙,丁心戊胃己脾乡,庚是大肠辛是肺,壬属膀胱癸肾藏。"

　　五脏五腑应十干,即甲日应胆,乙日应肝,丙日应心,戊日应胃,庚日应大肠,辛日应肺,壬日应膀胱,癸日应肾。从子时起,亥时终。与传统不同,阳干流注到阴干、阴干流注到阳干,而是每干轮值一经。

　　(2)纳穴

　　阳日气纳三焦,阴日血纳包络。《金针梅花诗钞·家传移光定位针刺心法歌》曰:"心包三焦统气血,包纳阴干焦纳阳。"

　　三焦的五输穴配阳日阳干的流注,包络的五输穴配阴日阴干的流注。

　　(3)干支时辰阴阳五行脏腑与五输穴相配

　　《金针梅花诗钞·家传移光定位针刺心法歌》曰:"十二支应十二时,干支脏腑互依赖,阳子寅辰午申戌,阴丑卯巳未酉亥。肺寅大卯胃辰宫,脾巳心午小未中,申胱酉肾心包戌,亥焦子胆丑肝通。"

　　十二辰应十二时,即寅肺,卯大肠,辰胃,巳脾,午心,未小肠,申膀胱,酉肾,戌心包,亥三焦,子胆,丑肝。十二经的十二个值时穴,在阳干值日分别为侠溪、少商、解溪、通里、委中、间使。在阴干值日分别为行间、曲池、商丘、腕骨、阴谷、中渚。均按木火土金水的关系顺次向下排列。

　　(4)阳干配阳经阳时,阴干配阴经阴时

　　《金针梅花诗钞·家传移光定位针刺心法歌》曰:"井荥腧(输)原经与合,日时纳穴以此祥,欲识井荥五腧(输)穴,六十六穴有篇章。"

　　甲丙戊庚壬为阳干,在时取子寅辰午申戌,在经取肝心脾肺肾以配之。阳经的井荥输经原合,分注阳干的六个时辰;阴经的井荥输经原合,分注阴干的六个时辰,是为值日经穴。阳支的子(胆),寅(肺),辰(胃),午(心),申(膀胱),戌(心包);阴支的丑(肝),卯(大肠),巳(脾),未(小肠),酉(肾),亥(三焦)六个时辰内,各经与脏气相应之穴,是为值时经穴。

(5)阴经的六个原穴依据《扁鹊神应针灸玉龙经》

《金针梅花诗钞·家传移光定位针刺心法歌》曰:"六阴亦有六原穴,七十二穴不荒唐。中都通里孙列缺,水泉内关一同行。"

阴经的六个原穴与现行的以输代原不同,依据元代王国瑞《扁鹊神应针灸玉龙经》,分别采用中都(肝),通里(心),公孙(脾),列缺(肺),水泉(肾),内关(心包)以代之,而不是以输代原。连同原有的六十六个五输穴,共为七十二穴。各值日经的流注关系,按照井荥输经合顺经往下开,每日是起于井而终于合,亦有所出为井所入为合之义。

《扁鹊神应针灸玉龙经·时日配合图》曰:"十二经原穴,……手少阴心,通里丁;手太阴肺,列缺辛……手厥阴心包,内关己;足厥阴肝,中都乙……足太阴脾,公孙己……足少阴肾,水泉癸。"

(6)阴干或阳干值日,每日均有六个时辰无穴可开

在阳干值日如为阳日阴时,即取阴日五输穴以补足之;阴干值日如为阴日阳时,即取阳日五输穴以补足之。例如甲干值日,阳时取本经之五输穴,阴时即取下一天乙干值日之五输,值时穴也按此例推,阴阳相倚,脏腑互通,于理甚合。

《金针梅花诗钞·家传移光定位针刺心法歌》曰:"阳干日穴阳腧(输)值,阴日阴时阴腧(输)入。"

(7)值日经穴与当日的天干相应

值时经穴与当时的脏气相应,纳穴则与气血的阴阳相应,第一针先取值日经穴,第二针再取值时经穴,第三针最后取纳穴,作为顺阴阳而调气血的常规三针,得先后,为补为泻,则依病情而定,此为时穴。如时穴与病证相符或针已获效,则不必另配病穴;如不符或针未得效时,则另取病穴以配之。

《金针梅花诗钞·家传移光定位针刺心法歌》曰:"阳支时穴首侠谿(溪),少商解通委使出;阴支时穴首行间,曲商腕阴中渚得。阴阳互换日时同,脏腑相通功仿佛。日时纳穴有三针,时穴病穴君宜择。"

2)应用

周楣声家传移光定位针刺取穴依据值日经穴、值时经穴、纳穴的顺序先后施治,既可单独取用时穴治病,亦可配合病穴治疗。《金针梅花诗钞·家传移光定位针刺心法歌》曰:"日时纳穴有三针,时穴病穴君宜择。"

(1)第一针先取值日经穴

甲干(胆)值日,甲子(23—1)时,取胆经阳井金:足窍阴;丙寅(3—5)时,取胆经荥穴侠溪;戊辰(7—9)时,取胆经输穴足临泣;庚午(11—13)时,取胆经原穴丘墟;壬申(15—17)时,取胆经经穴阳辅;甲戌(19—21)时,取胆经合穴阳陵泉。

乙干(肝)值日,丁丑(1—3)时,取肝经阴井木:大敦;己卯(5—7)时,取肝经荥穴行间;辛巳(9—11)时,取肝经输穴太冲;癸未(13—15)时,取肝经原穴中都;乙酉(17—19)时,取肝经经穴中封;丁亥(21—23)时,取肝经合穴曲泉。

丙干(小肠)值日,戊子(23—1)时,取小肠经阳井金:少泽;庚寅(3—5)时,取小肠经荥穴前谷;壬辰(7—9)时,取小肠经输穴后溪;甲午(11—13)时,取小肠经原穴腕骨;丙申(15—17)时,取小肠经经穴阳谷;戊戌(19—21)时,取小肠经合穴小海。

丁干(心)值日,辛丑(1—3)时,取心经阴井木:少冲;癸卯(5—7)时,取心经荥穴少府;乙巳(9—11)时,取心经输穴神门;丁未(13—15)时,取心经原穴通里;己酉(17—19)时,取心经经穴灵道;辛亥(21—23)时,取心经合穴少海。

戊干(胃)值日,壬子(23—1)时,取胃经阳井金:厉兑;甲寅(3—5)时,取胃经荥穴内庭;丙辰(7—9)时,取胃经输穴陷谷;戊午(11—13)时,取胃经原穴冲阳;庚申(15—17)时,取胃经经穴解溪;壬戌(19—21)时,取胃经合穴足三里。

己干(脾)值日,乙丑(1—3)时,取脾经阴井木:隐白;丁卯(5—7)时,取脾经荥穴大都;己巳(9—11)时,取脾经输穴太白;辛未(13—15)时,取脾经原穴公孙;癸酉(17—19)时,取脾经经穴商丘;乙亥(21—23)时,取脾经合穴阴陵泉。

庚干(大肠)值日,丙子(23—1)时,取大肠经阳井金:商阳;戊寅(3—5)时,取大肠经荥穴二间;庚辰(7—9)时,取大肠经输穴三间;壬午(11—13)时,取大肠经原穴合谷;甲申(15—17)时,取大肠经经穴阳溪;丙戌(19—21)时,取大肠经合穴曲池。

辛干(肺)值日,己丑(1—3)时,取肺经阴井木:少商;辛卯(5—7)时,取肺经荥穴鱼际;癸巳(9—11)时,取肺经输穴太渊;乙未(13—15)时,取肺经原穴列缺;丁酉(17—19)时,取肺经经穴经渠;己亥(21—23)时,取肺经合穴尺泽。

壬干(膀胱)值日,庚子(23—1)时,取膀胱经阳井金:至阴;壬寅(3—5)时,取膀胱经荥穴通谷;甲辰(7—9)时,取膀胱经输穴束骨;丙午(11—13)时,取膀胱经原穴京骨;戊申(15—17)时,取膀胱经经穴昆仑;庚戌(19—21)时,取膀胱经合穴委中。

癸干(肾)值日,癸丑(1—3)时,取肾经阴井木:涌泉;乙卯(5—7)时,取肾经荥穴然谷;丁巳(9—11)时,取肾经输穴太溪;己未(13—15)时,取肾经原穴水泉;辛酉(17—19)时,取肾经经穴复溜;癸亥(21—23)时,取肾经合穴阴谷。

根据脏腑相通、同气相求原理,表里经互通互换,如甲乙日同属风木之气,甲日时,六个阴时无穴可开,取乙日阴时肝经六个值日穴,而乙日时,六个阳时无穴可开,取甲日阳时胆经六个值日穴。《金针梅花诗钞·家传移光定位针刺心法歌》曰:"阴阳互换日时同,脏腑相通功仿佛。"《素问·脏气法时论》曰:"肝主春,足厥阴少阳主治,其日甲乙……心主夏,手少阴太阳主治,其日丙丁……脾主长夏,足太阴阳明主治,其日戊己……肺主秋,手太阴阳明主治,其日庚辛……肾主冬,足少阴太阳主治,其日壬癸……"

(2)第二针再取值时经穴

《金针梅花诗钞·家传移光定位针刺心法歌》曰:"阳支时穴首侠谿(溪),少商解通委使出;阴支时穴首行间,曲商腕阴中渚得。"

十二地支与脏腑相配,与乙日十二时辰相应,单数为阳,偶数为阴,阳日按水木火(原)土金的五行相生顺序排列,阴日按照火土金(原)水木的五行相生的顺序排列。阳日阳时六个值时经穴分别是侠溪、少商、解溪、通里、委中、间使;阴日阴时六个值时经穴分别是行间、曲池、商丘、腕骨、阴谷、中渚。

(3)第三针最后取纳穴

三焦的五输穴配阳日阳干的流注,包络的五输穴配阴日阴干的流注。《金针梅花诗钞·家传移光定位针刺心法歌》曰:"心包三焦统气血,包纳阴干焦纳阳。"

纳穴依据阳日气纳三焦,阴日血纳包络。阳日三焦经五输穴(包括原穴)按照金水木(原)火土的五行相生顺序,子丑时开关冲,丙丁时开液门,辰巳时开中渚,午未时开阳池,申酉时开支沟,戌亥时开天井。阴日心包络经五输穴(包括原穴)按照火土金(原)水木的五行相生顺序,子丑时开中冲,丙丁时开劳宫,辰巳时开大陵,午未时开内关,申酉时开间使,戌亥时开曲泽。

2.藏气法时针刺心法

四时之寒暑,一日之晨昏,人身脏腑之功能活动莫不与之息息相关。故脏气法时是中医天人相合的基本思想体系之一。而顺阴阳以调气血也就是针灸与药物的重要守则。子午流注与移光定位的针灸方法,仅是以穴应病,即不论病证的千变万化,而取穴的规律则是一成不变的,这似乎有失于凝固和呆板。而"法时辨证"乃是以十二脏腑的见证和症状发作或加剧之时间为准,再根据生克制约与脏气法时的原理而选经配穴,可以与子午流注及移光定位法互为羽翼而相得益彰。

比如肺与大肠属金,在子丑时肝胆木气旺盛之际,而肺与大肠之见证,则在此时发作或加剧,如系金气亢或木气被乘,就可在申酉时取用肾与膀胱的要穴或五行相应穴以滋水涵木。如系木气亢盛,每交子丑之时金受反侮,则可在寅卯时,取用肺与大肠经的要穴或五行相应穴,以助金伐木。其余各时各脏可以类推。这种以病应时、以时应经、以经选穴的思想体系,并非周氏首创,本来就散见于中医及针灸文献之中,不过未曾条理陈列而已,一经指出,自可显示其应有的光辉。

"脏气法时"针法包括2种针法:其一为脏气法时迎随补泻法,其二为脏气法时阴阳调燮法,两者可以互为羽翼,随宜取用。

四、鬃针埋线法

埋线疗法是在传统的留针和埋针疗法的基础上形成与发展的。在20世纪60年代中期,我国当时的针灸工作者在治疗小儿脊髓灰质炎的过程中摸索出一种疗效显著的方法:他们将羊肠线埋藏在体内腧穴中,发现每埋线一次,治疗时间可超过1个月。周楣声改进了这种方法,将猪鬃加工消毒后作为埋藏载体代替,效果更优,遂创立鬃针埋线疗法,在全国针灸学习班作为讲授内容进行大力推广,影响深远。蔡圣朝继承了周楣声的埋线技术,并将其发扬光大。

1.鬃针埋线疗法渊源

周楣声认为,不论是针刺、艾灸、敷贴、推拿以及拔罐与耳压等,都是由人为的短暂刺激,通过各种不同形式,从而引起人体内部系统的基本反应,如代偿防御机制与潜在的储备力量,以求达到治疗的目的,但是由于这些刺激作用是短暂的,所以这些应激机制也就不能持久,这就要选用延长刺激的其他方法。而由直接灸所造成的灸疮、割治、穴位结扎、埋藏以及20世纪50年代的组织疗法等,都是对人体造成一种创伤,或是植入一种异物,由此引起人体的修复功能的排异反应,才能相应地使存在于人体的某种不平衡状态与病理反应得以消除和恢复。只要刺激作用一天不消失,则人体的反应也就不会消失。

早期在延长刺激的许多方法中,均有一定的痛苦与局限性,而利用羊肠线进行埋藏,虽然简便易行,但其缺点则是吸收较快,也不能持久。异物如被吸收则排异反应也就消失,就不能达到最佳效果。周楣声根据他多年的心得与体会,自创了一种操作简便、效果延长、以鬃代针的新的鬃针埋藏法,经过二十多年超过万人的应用,较之羊肠线埋藏有许多优越之处。鬃针埋藏是使用家猪鬃横卧于穴位,不需麻醉,简单易行,埋藏后可立即沐浴,仅个别病例有微弱芒刺感,别无其他不适。

2.鬃针埋线操作

1)取材

① 猪鬃,以猪颈项部长鬃毛为宜,剪去根部与末梢,放入清水中加碱煮沸去垢,反复数次,直至水清澈为止,取出用酒精浸泡或干包备用;② 16号或7号注射针头数枚,以猪鬃能自由进出针孔为准;③ 剪刀;④ 酒精棉球。

2)操作

埋藏部位:凡属肌肉丰厚之处,如肩背腰腹及上下肢之近心端均可应用,以背部最为相宜。

① 将猪鬃穿入针头之内,猪鬃末梢在针尖部分,要藏入针孔之内,根部在针座部分,要露出针体之外。猪鬃有极细之芒刺,如果是鬃梢向着针座,则在埋入后可能在体内不能停留自行吐出,故必须注意不能颠倒。② 在选定部位皮肤常规消毒,用左手拇食二指沿肌纤维行走方向,连皮带肉紧紧提起,右手持针在捏起的肌肉下方横行刺,针尖穿出皮外。埋入之猪鬃必须与肌纤维交

叉,否则常因肌肉之收缩将猪鬃推向远方。③ 不能放松左手,右手将露出针座外之猪鬃向前推进,使之露出针尖之外2~3厘米,再放松左手,用左手食指尖压住露出针尖外方之猪鬃,右手捏住针座,将针拔出,此时猪鬃即横卧于皮下深层或肌肉之中。④ 用左手拇食二指夹住猪鬃之末梢部分,将猪鬃之根部入皮内,以手在皮外不能感知为准,再用剪刀将猪鬃末梢部分平皮剪去,用手指向外推展皮肤,操作即告完成。

3)适应证

凡适宜于埋针及肠线埋藏者均可适应,主要有以下几个方面:

①心血管病以左右心俞与至阳为宜,高血压性心脏病可加用中脘。②呼吸系统疾病以左右肺俞或膏肓为常规,亦可在第3、4、5、6、7胸椎随症选用。特别对12岁以下儿童之支气管喘息,其效果常出乎意料,年龄越大效果越差。对老年哮喘虽亦有效,但并不十分满意。③胃肠病以左右脾胃俞、小肠俞、天枢等穴为主。④泌尿系统疾病以命门、左右肾俞、阴交、关元等穴为主。⑤关节及运动系统疾病上肢以臂臑、肝俞、手三里等穴为主,下肢以风市、梁丘、血海、足三里、条口等穴为主。⑥内分泌疾病以八椎两侧为主(脾俞),甲亢以左右肩井为主。⑦外科病主要是指颈部肿块而言,特别是瘰疬与原因不明之肿块,双侧肩井埋藏有奇效。

4)使用及注意事项

①选穴以1~2处为宜,最多不超过3处。②埋藏后并无任何不适,或仅有轻微芒刺感,很快即会消失。如两端植入太浅,引起刺痛,可以拔出再埋。③对疼痛及儿童喘息等症,埋藏后当日即可生效,1周左右效果最佳,2周左右即呈停滞状态。一般在20天后可以重复选穴埋藏,顽固病症亦不超过3次。3次尚未收效者,即以无效论。

3.穴位埋线的应用发展

穴位埋线经过50多年的发展,治疗范围不断扩大,涉及哮喘、胃炎、十二指肠溃疡、慢性肠炎、癫痫、中风偏瘫等慢性、顽固性、免疫力低下性疾病。穴位埋线在临床上除传统用于治疗慢性病和虚证外,还扩大到治疗急症、实证等各种疾病,其治疗病种已达200余种,涉及内、外、妇、儿、传染、皮肤、五官等各科。

经过几十年的发展,不同的埋线方法刺激强度不同,各有优点。穿线法、切埋法、扎埋法、割埋法由于创面较大、较深,易引起剧烈疼痛;穿线法、植线法、注线法创面小,刺激较弱。新材料和新方法的应用,丰富了穴位埋线疗法的内容。

五、火针疗法

火针古称焠针,周楣声认为,因与直接灸有着近似的作用机制和适应范围,故称为焠灸。火针是传统的融合灸与针的治疗方法,最早的文字记载和具体应用见《灵枢·经筋》:"燔针劫刺,以痛为腧。"人类掌握了火,则发展了灸法,掌握了冶炼技术,则发明了金属针。灸与金属针的结合,出现了燔针、火针、煨针、焠针、烧针、温针等不同名称而作用相近的灸针联合疗法。

火针与直接灸功用相似,都是人为造成一种烧灼伤,是由急剧强烈的刺激,再延续为温和持续的刺激所产生的结果。当首次的强烈刺激除去或停止后,其续发的创伤也是一种刺激,只要创口一天不愈合,其作用也就一天不停止。《针灸聚英》曰:"凡治瘫痪尤宜火针,易获功效,盖以火针大开其孔,不塞其门,风邪从此而出,若气针微细,一出其针,针孔即闭,风邪不出,故功不及火针。若风寒湿三气在于经络不出者,宜用火针以外发其痹,针假火力,故功效胜于气针也。破痈坚结积瘿瘤等,皆以火针猛烈可用。"因此,火针的主要特点是作用持久,刺激均衡,对于慢性病特别相宜。

新式火针针具没有制作之前,旧式火针针具非常简陋,是将粗长铁针夹在箸头上,用棉花蘸植物油卷在针头上,点燃烧红,然后迅速抹去棉花,向患处直接刺入,有时竟能深入7~8厘米,令人胆战心惊。《针灸聚英》曰:"火针甚难,须有屠儿心,刽子手,方可行针……切忌太深,深则反伤经络,不可太浅,浅则治病无功,但消息取中也。凡行火针,必先安慰病人,勿令惊心。"周楣声改进了旧式火针操作,以大头针为针具,酒精灯烧灼,血管钳夹持操作。

火针工具及刺法:取血管钳1把,大小不拘,火酒灯1台,办公用大头针数枚即可,安排好患者的体位,选定孔穴,皮肤及工具无消毒要求,将大头针在火酒灯上烧红,对准孔穴刺入,分点刺与按刺两种。

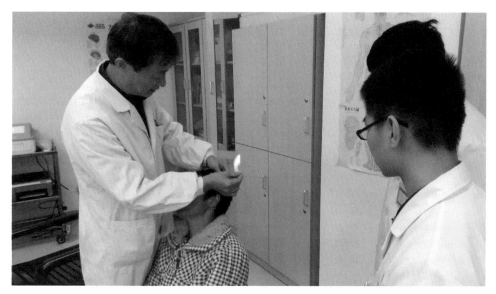

蔡圣朝为患者火针治疗，带教实习生(拍摄者:贺成功)

（1）点刺法

垂直刺入，深1～2厘米，每穴可点3～5下，可呈三角形或梅花形，各点之间距离不要太远，只是不互相重叠，一点即去，不要久停，点入时可冒出一缕白烟，并可嗅到灼烧的气味，但痛感并不剧烈，取穴可以多至10个以上，适用于一般病种，这是常规刺法，也是麦粒灸的改进。

（2）按刺法

针刺入穴深2～3厘米，用力下按，针不深入，不要放松腕力，可停留10～20秒出针。灼痛增强，针感可向远处传导，常用于瘫痪及剧痛难忍之时，一般只取2～3穴，最多不超过4穴。如症状未曾缓解，可在原处再重复一次。

除颜面、手足指及动脉应手诸穴外，全身皆可取用火针，特以头部诸穴，在瘫痪诸疾必取。直接灸的取穴常以1～2穴为宜，而火针可以多至3～5穴甚至更多。对新病久病，轻重缓急，各种症候皆可适宜，特以高热神昏、瘫痪癫痫、四肢强直、角弓反张等危症重症，更为有效。周楣声曾治一例高热狂躁患者，高热42℃，首先为之按刺大椎穴，第一针神定，第二针神清，第三针高热立即下降至39℃，未服用任何药物，6小时后体温降至正常。

周楣声认为，火针具有灸法的部分作用，称"火针代灸"，在其临床实践过程中，总结火针治疗流行性出血热、腰痛、发热等症状以及其他疾病导致的发热、腰痛、头痛等病症,形成了"大椎五针"(大椎及上下左右各1寸)、阴交四穴(阴交、命门、肾俞)和百会五针(百会、四神聪)等经验穴组。

随着火针针具的革新,我们继承了周楣声火针治疗经验。临床治疗时,严格消毒,采用不锈钢或钨锰合金制作的火针。

六、芒针疗法

芒针针具是用较细而富有弹性的不锈钢丝制成,因形状细长如麦芒,故称芒针,它是由古代九针之一的"长针"发展而来。但是由于芒针针体柔软纤细,进针难度大,我们经过多次改进后发明了"Z"字形芒针,选用制作火针的钨钢作为材质,针体细硬有韧性,具有火针和芒针两种针具的双重特性。该芒针获国家发明专利。

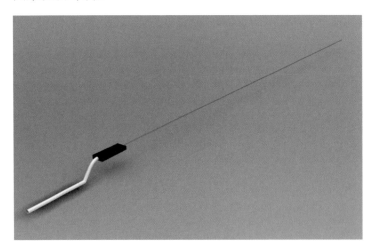

现代临床应用的芒针

本发明的目的是针对传统芒针进行沿皮下横刺法时不易施行提插手法的问题,提供了一种解决上述问题的芒针。这种芒针由针尖、针身、翼状针根、"Z"字形针柄四部分组成,其特征在于:所述的针身设置为细长圆柱状,材质采用钨钢制造;针尖设置为钝圆状,尖而不锐,避免刺伤血管;"Z"字形针柄设置为"Z"字形,针柄前端与翼状针根垂直;翼状针根设置为0.5厘米×1.5厘米大小的平板状。本发明的优点是针柄与针身呈"Z"字形,沿皮下横刺法时容易施行提插手法;根据粗细、长短不同,芒针用途各异;较细的芒针用于深刺或透穴,较粗的芒针用于剥离、松解组织粘连。

七、刺血疗法

蔡圣朝师从我国刺血疗法专家、安徽省针灸医院创始人之一的喻喜春教授,善于运用刺血疗法治疗腰椎间盘突出症、静脉曲张、静脉炎、急性腰扭伤、中暑、急性胃肠炎、睾丸炎等急慢性疾病。

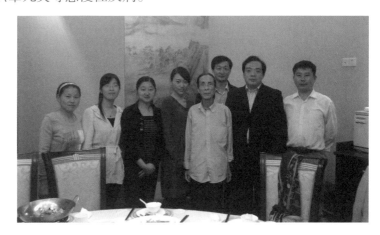

2009 年,喻喜春(右四)、蔡圣朝(右三)及学生合影

1.刺血疗法的作用

蔡圣朝认为刺血疗法具有五个方面的作用。

1)活血化瘀

古人认为刺血疗法具较强的通经活络之功,经脉通畅,则可发挥其"行气血而营阴阳"的功能,使气血运行有常,以"内溉脏腑,外濡腠理"。反之,经脉不通,导致气血不和,阴阳失调,脏腑失养,分肉、肌肤、腠理无以滋濡,则疾病乃生。故《内经》以刺络法"通经脉,调虚实",正所谓"盖针砭所以通经脉,均气血,蠲邪扶正,故曰捷法最奇者哉"(《针灸大成》)。由此可知,刺络不但治疗实证,而且可治疗虚证。

2)清热解毒

针刺放血可以退热。风热、热毒所致的全身发热、局部红肿热痛,放血可以清热解毒,消肿止痛,治疗痈疽疔疮、带状疱疹、痛风、咽喉炎、湿疹等疾病,刺络放血以达到热邪随血液流出而外泄的目的,减少血中邪热,使体内阴阳平衡而退热。针刺放血常用于治疗感染性疾病如急性乳腺炎、急性阑尾炎、丹毒、疖肿、红眼病等,针刺放血治疗可以促使炎症消散。疖肿、丹毒等局部感染,可直接在红肿处针砭出血,使毒邪随血排出。毒蛇咬伤者立即在伤处针刺放血,可使毒液排出,减轻中毒症状。

3)通络止痛

针刺放血最突出的疗效是快速止痛,如关节疼痛、神经性头痛、结石绞痛、阑尾炎腹痛、坐骨神经痛、脉管炎剧痛等病症,针刺放血后疼痛均可明显减轻或消失。中医认为"不通则痛",由寒凝、气滞导致气血运行失常,发生气滞血瘀,经络壅滞、闭塞不通,就会发生疼痛。针刺放血泻除了经络中壅滞的气血,改变气滞血瘀的病理状态,"通则不痛",经络气血畅通,疼痛自可消除。

4)镇静安神

中风初起,病势急,病情重,部分患者有神志障碍。中风患者度过急性期后,生命体征平稳,这时康复摆在首要位置,刺络放血对该病的康复有良好效果。

针刺放血可以镇静安神,急救开窍,适用于热、毒、痰、浊、瘀等邪气内闭、神机失运而致的神昏、神志不安,临床观察治疗失眠、狂躁型精神分裂症、急惊风、癫痫、癔病等疾病有较好的疗效。癫证发作突然昏仆倒地者可用放血疗法,临床观察,一些中风患者血压暴升及急进性高血压病患者,针刺放血急救开窍治疗可使血压快速下降。

5)消肿散结

跌打损伤引起的肢体局部肿胀疼痛,活动受限,多因气滞血瘀、经络壅塞所致。针刺放血可以疏通经络中壅滞的气血,"宛陈则除之",使局部伤处气血畅通,则肿痛自可消除。根据临床观察,无论新伤、旧伤,针刺放血治疗效果均佳。疮疡临床表现为局部红、肿、热、痛和功能障碍,若病邪不能及时得到控制、人体抗病能力低下则会形成脓肿。

2.络脉诊断

观察、触摸异常络脉的形态,以及查看放出血液的颜色、血质,借以判断病情及预后,称络脉诊断,简称络诊。四时寒热变化影响皮肤络脉的颜色,夏季略为红,冬季略为青黑,为正常络脉。六淫邪气侵入络脉时,络脉盛满,颜色改变,《素问·皮部论篇第五十六》曰:"邪之始入于皮也,泝然起毫毛,开腠理;其入于络也,则络脉盛色变。"《内经》中有类似"血络""血脉"的放血部位,还有

"盛经""盛络""结络""大络""小络""横脉""横络""动脉"等。

1)辨络脉形态

结络、盛络是《内经》刺血治疗常用的两种异常络脉,结络常被描述为"如黍米"。结络为血之留,刺之以去瘀血,"解脉令人腰痛如引带,常如折腰状,善恐,刺解脉,在郄中结络如黍米,刺之血射以黑,见赤血而已"(《素问·刺腰痛篇第四十一》)。盛络是邪气聚集,络脉异常充盈、胀起,为络脉充盛之象,刺之以去邪气。

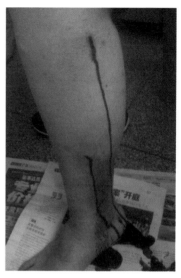

下肢刺络放血治疗疾病

2)辨络脉颜色

络脉颜色的变化反映病变的寒热、病证的虚实、病位所属的经络脏腑。青色:主痛,主寒,主瘀血。赤色:主热。黑色:主瘀,主寒,主痛。白色:主失血,兼主寒。青黑赤相兼或五色相兼:主寒热往来。

络脉的颜色变化常反映病邪性质异常,此外,尚可以通过扪其络以别之。一般来说,色青或白主寒,色黄赤主热。寒主收引,寒则凝泣而结络坚紧,《灵枢·官能第七十三》曰:"结络坚紧,火所治之。"热主迟缓,热则淖泽而络脉满溢,《素问·痿论篇第四十四》曰:"心热者,色赤而络脉溢。"

3.分期治疗

根据患者不同年龄、症状、体征等,有时可以依据子午流注取穴法择时施治,重视放血时机的把握。而具体操作则一般分为术前准备、施术和术后护理3个阶段进行操作。

分期治疗,将病情分为早、中、晚三期,而做相应治疗。早期病邪初入络脉,邪轻病浅,正邪均盛;中期正邪斗争激烈,邪在大经和脏腑;晚期正虚邪衰,邪气从络脉退走,邪有出路。中医放血治疗前应告知患者,取得患者的同意和配合,心理安慰缓解患者紧张情绪,安排合适的时间进行放血操作。患者治疗前无过饥过饱,精神无过度恐惧,无太过劳累,年老体弱者有家人陪伴。

4.刺血部位

刺血疗法以在异常络脉或皮肤针刺后出血为依据。心主血脉,血行脉中,所刺络脉既有位置表浅可见、外形异常或粗大,又有络脉的细小分支浮络、孙络。

1)穴络

络脉是经脉的细小分支,人体上下内外表里无处不在,是营血运行最基础的单位组织。根据腧穴的主治功能,在穴位处刺络放血治疗疾病是临床刺络治疗常用的方法之一,因此腧穴处的络脉称为腧穴络,简称"穴络"。《内经》关于放血部位的表述中也包括病变局部和井穴、背俞、郄中(委中)等腧穴。《针灸甲乙经》以后,中医放血的施术部位开始主要集中于腧穴,一般多取患部穴、四肢末端穴(井穴)、关节部穴(委中、尺泽),且以阳经穴位为多,也有少量取远处瘀阻血络。

2)浮络

浮络是络脉分支中循行浅表的络脉,生理情况下特殊部位肉眼可见,随着年龄的增长皮肤上不可见的络脉逐渐粗大、畸形浮行在体表,是体内病理变化的外在反应,是络诊和刺血治疗的部位。皮肤针叩刺病变局部,或以腧穴为中心叩刺,或循经脉体表循行线叩刺,以治疗各种原因导致的疼痛、皮肤麻木不仁等病症。

3)畸络结

畸络结是浮络粗大变形后呈结节状改变的络脉,位置表浅可见,外形异常或粗大,在《内经》称为结络、盛络,在《史记·仓公列传》仓公即汉代淳于意称为"畸络结",用于络诊和治疗,《痧胀玉衡》称之为"青筋""紫筋",现代称为"畸络结""畸络""络结",是临床刺络放血的首选部位。畸络结存在于人体五官九窍、肢体、脏腑内外,刺血常取位置表浅者,是人体病理状态下的畸形病变,是临床疾病的诊断依据和刺血治疗部位,全身各个部位均可看到,分布于表皮或黏膜组织内,腰背疾病时腘窝和小腿后侧畸络结明显,语言口腔咽喉病变时舌下金津、玉液穴,即舌下络脉迂曲粗大畸形。位置表浅者肉眼可见,深层者通过现代检查手段能够检测,比如眼底动静脉畸形、脑血管畸形、肝肾血管畸形、囊肿,深静脉曲张。

5.治疗反应

针刺放血治疗后一般有两种反应:一种是刺血后患者立即感到轻松,痛苦消失,比如头胀痛感可即刻消失,腰腿痛者立即能自然行走,不能进食者马上可进饮食。另一种反应是刺血后症状反而暂时加重,一般在三四天后逐渐缓解消失。还有一些患者刺血治疗后全身倦怠无力、头昏、头晕、口渴、嗜睡等,有此现象者,往往疗效显著,可给患者多食高营养食品,如鱼、肉、鸡、蛋等,并任其休息睡足,三四天后即可恢复正常。

6.治疗时间

针刺放血治疗时间,应根据病情和患者的体质强弱酌定。慢性疾病如风湿性关节炎、慢性腰腿痛、癫痫、脑血管意外后遗症等,可间隔1~2周刺血治疗1次。如果疗效不明显,患者体质较强的,可以适当增加针刺放血1~2次。急性病如神志昏迷、精神分裂症狂躁不宁、急腹痛等,可以连续刺血治疗1~2次,待病情好转后,适当延长治疗间隔时间。多数患者经针刺放血治疗1~3次后,均有明显效果,也有的患者需刺血治疗6~8次始见效果。治疗次数多少、疗程长短、每次刺血治疗间隔时间长短等,应听从医生的决定,不要因为针刺放血治疗1~2次效果不明显,就轻易中断治疗。

八、蔡圣朝解语膏贴敷法

贴敷疗法是将一定的中药配方研细后,借助中药溶剂调成药膏贴敷于穴位防治疾病的方法,蔡圣朝主任医师根据长期的临床经验,研制了用于治疗中风失语的解语膏贴敷法,治疗中风失语、吞咽困难、饮水呛咳。

膏药组成:穿山甲、生乌头、红海蛤和三七粉按2:5:4:4的比例打粉混匀备用;冰片和薄荷脑按2:1的比例制成溶剂备用。每次贴敷前取出适量粉末,用备用的溶剂调成膏状(以不松散,可塑形为佳),制成1厘米×1厘米×0.5厘米的小方块,将膏药置于2厘米×2厘米大小的医用胶布贴面上备用。

穴位敷贴操作:每晚用1厘米×1厘米×0.5厘米的膏药敷于一侧劳宫和涌泉穴,再用2厘米×2厘米的方形胶布粘贴于膏药上,嘱患者第二天早晨自行撕脱。每天1次,双侧穴位交替使用。穿山甲活血散结,通经下乳,消痈溃坚;乌头祛风除湿,温经止痛;红海蛤清热利湿;化痰饮,消积聚,三七粉止血、活血化瘀、消肿止痛。在选穴上以肾经和心经为主,其中涌泉穴属肾经井穴,有开窍醒神、宁心安神之功效。肾经经脉中肾脏部直行的支脉沿喉咙,挟于舌根部,经络所通,主治所及,故涌泉能治失语;劳宫穴属手厥阴心包经穴,为心包经之荥穴,配五行属火,火为木之子,可清心热,泻肝火,用于肝阳上亢、化风和上扰心神所造成的中风或心神志病症,心开窍于舌,故劳宫能治失语。因此自拟解语膏穴位敷贴涌泉和劳宫可补肾清心,活血化痰。

九、天灸疗法

天灸是用刺激性药物,使局部皮肤充血发泡,通过刺激相应的腧穴或患处,行气活血,调理脏腑,调和阴阳,以达到治疗疾病目的的一种中药外治法。

明清时期,天灸理论形成,清代徐大椿《医学源流论》提出"涂贴论",外治法既可以治表,又可以治里。清代吴师机《理瀹骈文》认为:"外治之理,即内治之理,外治之药,亦即内治之药,所异者法耳。医理药性无二,而法则神奇复幻。""外治必如内治者,先求其本,本者何? 明阴阳,识脏腑也。""治在外则无禁制,无窒碍,无牵掣,无黏滞。""膏药治病无殊汤药……衰老稚弱尤非此不可。"

解语膏、艾香软膏是蔡圣朝制作的两种外治中药。

1.天灸作用机理

1)局部及穴位刺激作用

天灸选穴配伍规律与针灸选穴一致,均是在经络学说的指导下,近部选穴、远部选穴、辨证对症选穴以及与特殊选穴相结合使用。比如神阙穴、涌泉穴等与全身经脉、脏腑密切相关,常单独取用以治疗腹痛、泄泻、痛经、小儿疳积、前列腺炎等诸多疾病。取穴少而精也是穴位贴敷疗法的一大特点。天灸外用药,刺激性强,具有辛香走窜、药力猛烈、温热气锐等特点,斑蝥、白芥子、大蒜等外用时,导致血管扩张,皮肤充血、起泡。

2)外用药的药理作用

天灸的作用依赖所用药物的性味归经:一是药物气味俱厚,辛窜透达之品以开经通络,引药深入。吴师机《理瀹骈文》言:"膏中之药必得气味俱厚者,方能得力。"乳香、肉桂、麝香辛香走窜,能提高外用药经皮的渗透率,多为"气味俱厚"之药。二是治疗作用与中药性味归经相关。药物经皮吸收与中药的性能、气味、归经密切相关。内服中药需根据药物四气五味辨证用药,而药物外用比内服有更大的安全性,因此天灸对于药物的配伍有较大的灵活性。

2.天灸注意事项

天灸因其敷贴后皮肤起水泡与古代的化脓灸相似而得名,因此治疗后皮肤起水泡是正常现象,不必惊慌,患者仅需保持局部干燥即可,小的水泡一般不必特殊处理,让其自然吸收或用庆大霉素注射液或湿润烧伤膏外用涂擦,如水泡过大或不慎擦破,可涂甲紫或去医院处理,以防感染。敷药后如局部皮肤出现潮红、灼热、轻度刺痛的反应属正常反应。治疗期间忌食生冷、肥甘厚腻食物,禁食海鲜、辛辣刺激性食物,以清淡饮食为宜。

第三节
名方介绍

梅花针灸学派针灸名方众多,多见于周楣声和蔡圣朝的著作中。《针灸经典处方别裁》用中医药物处方和汤头的形式,把对各种病症的有效穴组联系起来,冠以方名,并按古代大、小、缓、急、奇、偶、复七方的形式,加以分类,共148首针灸方。灸法处方集中在《灸绳》一书中,蔡圣朝针灸方在《蔡圣朝临证治验》一书中。

1.热流灌耳方

出自周楣声《针灸经典处方别裁·第五章　奇方》十七方热流灌耳。

本方是用梅花针灸学派特色温灸器吹灸仪、温管灸器灸治耳病的一个针灸方,将温灸器对准外耳道,直接将热气吹灸耳道或温熨外耳道,热气慢慢透入耳道内。临床治疗聤耳、中耳炎或外耳道炎、耳鸣耳聋、口眼歪斜及眩晕。

唐代孙思邈《千金翼》载治疗口喝法曰:"卒中风,口歪,以苇筒长五寸,一头刺入耳孔中,四周以面封塞勿令泄气。一头纳大豆一颗,并艾烧之令燃,灸七壮,左灸右,右灸左,千金不传。"《针灸集成》载耳痛耳鸣治法与此相同,但不用大豆,直接在苇筒口灸之。又载用苍术当中穿孔,一如苇筒法,安耳孔中,封固灸三五壮。今改吹灸法或熏灸法,对化脓性外耳道炎或中耳炎有显效。

外耳道是一个盲腔,唐朝苇管灸是一种静态性灸法,应用吹灸仪将艾热吹入外耳道是一种动态性灸法,遵照《内经》"火补""火泻"之意,二者有不同的补泻作用。临床实践证明对炎症性疾病疗效迅速,治疗耳疾、脑病。

2.水火相济方

穴组:心俞,肾俞。

识名:心肾水火相济则百病自除,所主范围广泛。

用途及释义:统治上中、下、三焦,头面、四肢及妇科疾病。足太阳膀胱经从头走足,而为心肾二俞之所寄附。心肾两脏同具有维系生命力与生殖力的特有机能,分居膈之上下而为胸腔与腹腔之主宰,具有水火之义,并有互相依维与制约的作用,故对全身及儿妇诸病均有作用。因此,心肾相交,水火相济,乃是中医治病与防病的重要环节。肾俞对下焦诸器官与全身生理机能之提高,作用至大,对下焦病尤为重要。如《玉龙歌》曰:"肾败腰虚小便频,夜间起止费劳神,命门若得金针助,肾俞着艾起遄迤。"无论肾俞、志室、精宫或命门,对于温补下焦之元气,提高全身之机能,固本培元与通调水道,清除各种病理产物的作用均是相同的。

用法:轻病新病宜温和灸,重病久病宜用直接灸。造成灸疮,用敷料覆盖,任其自愈。

歌括:心俞肾俞水火济,百病儿妇均足贵;

　　　循环泌尿功正常,病理生理皆赖利。

3.上商下白方

穴组:少商,隐白。

识名:少商属手太阴在上,隐白属足太阴在下,手足人阴双井上下同用,故名。

用途及释义:①癫狂发作,胡言乱语,狂妄不宁,小儿急痫,子痫,癔病,头痛、惊悸,失眠,盗汗等。少商、隐白二穴,同为十三鬼穴之一,少商名为鬼信,隐白名为鬼垒,说明它们在镇惊定狂上具有一定作用。②痄腮,喉舌肿痛,干渴,鼻出血,夜盲,眼赤涩昏花。少商为治喉病之名穴,足太阴之脉上膈挟咽连舌本,手足太阴之井同时并用,自可加强其效果。③吐泻呃逆,痞满不食,腹胀腹痛及妊娠恶阻。该穴组对中焦及肠胃病的作用,不难从经脏关系上做出理解。④ 小便频数短少,小便无力及小便中夹有精液,亦治月经不调、崩漏、痛经、闭经。

用法:直接灸。

歌括:下取隐白上少商,上商下白治癫狂;

　　　　喉痛鼻血腹痞满,失精尿短痛经良。

4.三阴合太方

穴组:合谷,太冲,三阴交。

用途及释义:① 头痛,头面水肿,颜面潮红发热,失眠,嗜卧,噩梦,惊悸,癫痫,癔病,喉舌肿痛,喑哑,牙痛,鼻出血,鼻塞,鼻渊,目赤肿痛昏花。合谷太冲合用,古称四关穴,是手足阳明经之原穴同时并用(周楣声认为太冲应是足阳明经原穴)。因合谷在手第一二掌骨之间,太冲在脚第一二跖骨之间,从手足相称的关系来说,则合谷可称上太冲,太冲可称为下合谷。② 心痛心悸,少气短气,咯血吐血,咳嗽吐冷痰及诸种咳嗽喘急,但可一边卧者。③ 霍乱,呕吐,泻痢,便秘,腹胀腹痛,食欲不振及呃逆。④ 男女下腹诸病,如疝气,二便不通,淋病,遗精早泄,少腹痞块,月经不调,崩带,痛经,阴痒,阴汗,阴道痛,阴挺,难产,胎衣不下,产后血晕,大汗虚脱,恶露不行或不止,产后发痉及腹痛与不孕等。⑤ 自汗盗汗,无汗汗闭。⑥ 四肢及肩背胁肋疼痛。

用法:针或灸。

歌括:合谷太冲三阴交,三阴合太功效高;

　　　　头痛惊痫心动悸,汗流汗闭吐呕消;

　　　　喉舌眼鼻包罗广,四肢下腹尽能调。

5.幽门主客方

穴组:幽门,外关,足临泣。

识名:以幽门为君,足临泣、外关为臣佐。在八脉交会穴中,足临泣、外关有主客之分,即因之而命名。

用途及释义:① 喉舌肿痛,舌强,耳鸣耳聋,惊悸不宁,头痛,头目眩晕。② 心胸胁肋疼痛,心绞痛,心悸,无脉症或六脉皆沉伏结代,咳嗽气急,呕吐反胃,呃逆,腹胀,乳痈或乳汁不通及初生儿不吃奶或吐奶。

用法:幽门灸(心绞痛及心悸可用左侧),余针灸皆宜。

歌括:临泣外关主客分,上通下接有幽门;

胁痛心疼呕吐逆,喉痹舌强耳无闻。

6.阳陵三针方

穴组:阳陵,新大敦,中冲。

识名:以阳陵为君,中冲、新大敦为臣使,且以针刺效果为优,故名。

用途及释义:① 大热,神昏谵语,中热,中恶,尸厥,癫痫,子痫,头面喉舌肿痛,鼻出血,小儿夜啼及惊悸。② 口苦呃逆,痞满不食,呕吐苦水,胸胁胀痛,腹水。③ 腹胀二便不通,小便失禁或遗尿,睾丸肿痛,疝气,妇女月经不调,崩带,痛经,难产,胎衣不下,产后发痉,血晕,恶露不行或不止,阴挺与阴部诸病。

用法:针(阳陵透阴陵)。

歌括:阳陵三针中指(趾)尖,宽胸利胆吐呕痊;

　　　泄热宁神除口苦,前阴下腹不虚传。

7. 两少一椎方

穴组:少冲,少泽,大椎。

识名:以大椎为主,少冲、少泽为伍,因三穴之名而命名。

用途及释义:暴发火眼,赤肿痛痒,鼻出血,口干渴秽腻,耳鸣耳聋,咽喉肿痛或酸辛。

用法:少冲、少泽及大椎均可用三棱针出血。亦可在大椎左右各旁开五分处(定喘穴)针。

歌括:少冲少泽与大椎,泄热清营效可推;

　　　喉痹耳聋鼻出血,暴发火眼尽皆宜。

8.交经解毒方

穴组:百会,内太冲(太冲之对侧),阴陵泉。

识名:解毒泄毒,与古之交经缪刺相符,故名。

用途及释义:蛇咬,各种毒虫咬伤,及各种恶疮毒肿。

用法:先在被咬处对侧(健侧)相对处用三棱针出血或灸,再针百会与对侧、内太冲及阴陵泉。

歌括:交经解毒真奇迹,蛇咬毒疮皆可灭;

　　　百会阴陵内太冲,单取健侧毒能泄。

9.四面分消方

穴组:素髎,龈交,迎香。

识名:因其从前后左右作用于鼻部而命名。

用途及释义:酒渣鼻,鼻息肉,鼻出血,鼻塞及多种鼻病与额颞中痛。

用法:素髎可点刺出血。或直接在准头点灸,针龈交时,针尖向上透入鼻中隔后部,迎香可针亦可点灸。

歌括:四面分消有素髎,迎香左右及龈交;

　　　　鼻塞鼻血酒渣鼻,额颞疼痛亦能消。

10.暖脐合囟方

穴组:脐上下各五分。

识名:因其功效而命名。

用途及释义:小儿囟门不合。

用法:以直接灸为宜。

11.四面围脐方

穴组:肚脐上下左右各半寸。

识名:以法命名。

用途及释义:腹中积块,腹胀腹痛,呕吐反胃,痞满,噫哕,霍乱,泻痢,便频,遗尿,淋病,腰痛,脱肛,便血,疝,痔疮,小儿出生不吃奶,脐风撮口,二便不通,脐突,脐疮,急慢惊风及疳疾。

用法:皆灸。

歌括:四面围脐四面攻,上下左右寸半通;

　　　　腹中诸病皆可治,更医腰痛与脐风。

12.郄门败毒

穴组:郄门(或大陵)。

识名:因其名与用法而命名。

用途及释义:①各种化脓性疾病,附骨疽及内脏脓肿(如急性阑尾炎等)。②肛门及前后阴诸病。

用法:灸,亦可针。

歌括:手厥阴脉一线牵,大陵郄门彼此连;

　　　　内痈附骨疽奇效,前后阴病亦可痊。

13.近攻直取

穴组:以病为腧。

识名:因直接或就近作用于患处而命名。

用途及释义:

(1)近攻法

唇痈取迎香,胃痛取中脘,眼病取睛明,等等。

(2)直取法

①瘰疬,对于各种淋巴结肿大与神经纤维瘤等患处中心进针,隔日一次。②腹中积块,先针后灸。③狂犬病,咬牙迹上灸之。④痈疽疔毒,于疮头直接灸,或隔姜灸,痛灸至不痛,不痛灸至痛。⑤蛇虫咬伤,同上。⑥石痈。⑦头面肿大,三棱针放血。⑧急性淋巴管炎,挑刺,未愈者再灸。⑨砂眼,将上眼皮撮起,自外眦在睑板上方约五分许,横透内眦,不捻转留针1刻钟,每隔2~3天针一次。

14.周氏疮疡方

穴组:大椎,阿是穴。

识名:该法收录于《实用针灸处方学·周氏灸疮方》。

用法及释义:根据疮疡的部位,在督脉或太阳经和阳明经或少阳经上寻找阳性反应点,用艾条悬灸或雀啄灸。每次灸1根艾条,每日1次,大椎穴用艾条雀啄灸20~30分钟。疮疡分为阳证、阴证,阴证为气虚、阳虚所致,灸法治疗无任何异议,而阳证为实热证,火热壅盛所致,灸法治疗痈疡阳证验证了周楣声热证贵灸的思想,《素问·至真要论第七十四》记载:"诸痛痒疮皆属于心(心属火)。"

适应证:用于治疗热毒壅滞之一切外科阳证。

15.解语膏敷贴

穴组:劳宫,涌泉。

识名:因其作用及方法而命名。

用途及释义:中风失语、吞咽困难、饮水呛咳。

穿山甲、生乌头、红海蛤和三七粉按2∶5∶4∶4的比例打粉混匀备用;冰片和薄荷脑按2∶1的比例制成溶剂备用。每次贴敷前取出适量粉末,用备用的溶剂调成膏状(以不松散,可塑形为佳),制成1厘米×1厘米×0.5厘米的小方块,将膏药置于2厘米×2厘米大小的医用胶布贴面上备用。穿山甲活血散结,通经下乳,消痈溃坚;乌头祛风除湿,温经止痛;红海蛤清热利湿,化痰饮,消积聚;三七粉止血、活血化瘀、消肿止痛。在选穴上以肾经和心经为主,其中涌泉穴属肾经井穴,有开窍醒神、宁心安神之功效,肾经经脉中肾脏部直行的支脉沿喉咙挟于舌根部,经络所通,主治所及,故涌泉能治失语;劳宫穴属手厥阴心包经穴,为心包经之荥穴,配五行属火,火为木之子,可清心热,泻肝火,用于肝阳上亢、化风和上扰心神所造成的中风或神志病症,心开窍于舌,故劳宫能治失语。因此自拟解语膏穴位敷贴涌泉和劳宫可补肾清心,活血化痰。

用法:每晚用1厘米×1厘米×0.5厘米的膏药敷于一侧劳宫和涌泉穴,再用2厘米×2厘米方形胶布粘贴于膏药上,嘱患者第二天早晨自行撕脱。每天1次,双侧穴位交替使用。

16.百会五穴治疗脑病

取穴:百会,四神聪。

穴义:百会在手足三阳,足厥阴皆会于此,诸穴在其下,为百脉之所聚会故名,能醒脑安神,祛风开窍。百会皆治病而以中风不语、尸厥、口噤为主。头痛、头风、偏风半身不遂、心气不足、眩晕、健忘、失眠、小儿急慢性惊风,亦有确效。因其能提起诸阳之气上升,故阳气下陷可升之使起(灸),而火逆上亢者亦可泄之使去(针)。经曰:"病在下者取之上。"又曰:"下者举之。"故能治脱肛、久痔、大肠滑泄及阴核等下部疾病。

四神聪为经外奇穴,在头顶百会前后左右各1寸,常用治头痛、眩晕、失眠、健忘、癫痫等神志病症,以及目疾。

该穴组见于《灸绳》《灸法治疗流行性出血热》,具有醒脑安神之功,多用治神志病,烦躁不宁、昏沉思睡、语言无序、谵妄昏迷,发狂,惊悸抽搐等。

操作:灸架灸、艾条灸、按摩灸、艾炷灸、点灸笔灸法、头颈灸等,以及火针、毫针刺。

第四节
针灸中药　防治结合

一、灸法治疫，热症用灸

热证是否能够使用灸法治疗，中医界争论了上千年。周楣声从临床实践中应用灸法治疗了大量热性病症，如感染发热、中耳炎、皮肤疮疡、红眼病等，提出"热证贵灸"的学术观点。

1.四诊辨证

1)望诊

(1)望神色

人体的精神状况和肤色的各种变化，是生机活力和病理变化的外在表现。

(2)望舌

舌质与舌苔的变化，在瘟疫病中居于十分重要的地位，对临床辨证与预后估计关系甚大。

(3)望形体

双目、颜面、鼻腔、牙龈、喉头是否水肿、出血，口唇是否干燥，腹壁是否膨隆、水肿，肘膝弯静脉每多青紫浮露，即中医所谓之"痧筋"。此外尚应注意四肢躯干特别是耳前后等处有无红肿硬结。

(4)望斑疹

皮疹的外观、浮显、色泽、荣润、大小是诊断流行性出血热和中医判断病情轻重、预后的重要标准。

2)闻诊

闻诊，包括直接运用听觉或是借助于听诊器所能听到的病理声音。听呼吸道的咳嗽,肺的干湿啰音,消化道的呃逆、干呕、肠鸣音,心脏心音的强弱,脉搏虚实,中后期随病情的变化而变化。

3)问诊

问诊:有无视物模糊及眼睑疼痛;头痛的情况如何;有无鼻腔干燥或出血;是否有口苦、口渴或口中胶黏;痰中是否带血;胸中是否有闷热感;有无血尿、尿道刺痛及尿量如何;大便有无出血、秘结、泄泻及颜色异常;注意腰痛及下肢沉重情况。

4)切诊

(1)切脉

脉诊具有一定的参考价值与作用,主要表现则是阳病阴脉与脉症不合。当脉症互参,仔细辨别。周楣声经治流行性出血热的病例中,具有阳病阴脉、脉症不合者,以发热期为多见,在低血压期为必见,甚至难以测得。

(2)切背

主要是用按切的手法寻求背部的压痛点,是阳光普照区的早期发现,是现在阳光普照区诊疗术的基础。流行性出血热以早期多有发现,在背部胸椎中段及其两侧出现压痛反应,以第五胸椎以上及第十二胸椎以下为多见,胸椎中段第五、六、七椎处反而少见,两侧足太阳第一行及第二行则未见。

2.辨证分型与治疗

西医根据流行性出血热的发热、低血压、出血、肾脏损害等病理特征,而分为发热、低血压、少尿、多尿与恢复期为特点的5个病理过程。周楣声将西医病程分期与中医辨证分型结合,分为五型。

1)阳气怫郁,腠理不宣型

此型的病理基础是湿蒸热炽,毒在胃肠。此型相当于发热期,治则当以解肌泄热,行气利湿。

头痛发热合并颜面潮红或青紫水肿,以及球结膜充血等症,是流行性出血热早期必见的症状,大椎或再加大椎左右上下各一寸(简称大椎五针),火针代灸,乃是祛风解表、泄热止头痛的首选穴组。再加用手足阳明,太阳、风池诸穴,在发热期与阳气怫郁,腠理不宣阶段,自属适宜。三棱针点刺手足诸井穴亦有泄热解表之功,并可防止热毒入营。

腰痛是肾脏受损的主要体征,在病程的各个阶段均可出现。灸法的作用不仅在于缓解症状,主要是改善与维护肾功能。腰痛停止以后,少尿症状就很快得到改善或是不再发生。常用穴组是阴交四针(阴交、命门、左右肾俞),火针代灸,能立即止痛,效果接近100%,是最有效的穴组之一。阴交、命门前后相对,属于"偶刺"法的应用。再配合左右肾俞,对各类腰痛均有效。

轻微咳嗽,头痛发热,单取大椎或大椎五针,再加风门、肺俞,对轻型病例极易收效。严重病例、咳喘气急或泡沫血痰、出现肺水肿症状时,当取用膈俞、血愁,以降气止血。膏肓、肺俞、至阳等穴皆不可缺少,足三里以引气下行。

2)湿浊内阻,心阳不振型

此型相当于低血压期,治则当以宽中化浊,复脉宁神为主。

腹部膨满与少腹胀痛,或合并便血,以及似痢非痢,泄泻便频,肛门坠胀等症。中脘、下脘、水分、阴交、腹中行诸穴,以及天枢、水道、手足三里等,也是常用穴组之一。

大便不通,支沟与照海用之有效。

呃逆,取用攒竹与膈俞有效。而内关与公孙,上下同取,针刺或点灸,效果较佳。

流行性出血热早中期出现的上消化道症状,如干呕、痞满、胀闷、厌食与食入即吐等症,三脘加左右梁门,再加手足三里,是宽中快膈、止呕进食的首选穴组。

低血压休克期与少尿期出现的心神不宁或眼睑不开,昏沉思睡,前者可轮用巨阙、至阳,以强心复脉,阴交四针以养阴护肾,亦可用百会五针以醒脑安神,心俞、肾俞以交泰水火。大钟、通里亦有交通心肾、调燮阴阳之功。

3)热毒入营,风动水涸型

此型相当于少尿期,治则当以清热开窍,养阴利尿为主。

小便黄赤、短少,尿血,尿道刺痛,以中期热毒入营时为多见,除以阴交四针为常用外,特以列缺与照海,对消除尿道刺痛更为有效。如不用照海,单用列缺,效果亦极明显。

鼻出血、牙龈出血,以及内脏腔道出血等,取膈俞以泻热清营,兼以强心,用血愁以止血养阴,兼以护肾。在上肢可配尺泽、鱼际;在下肢可配血海、三阴交。在清金培土的基础上发挥其泄热止血的作用。

语言无序,谵妄昏迷,烦躁发狂,惊悸抽搐,多见于邪入心包,阴亏水涸之少尿期,除百会五针、阴交四针以醒脑养阴外,三棱针点刺手足指尖出血,以泄入营之热毒,或再加关冲窍阴,以熄少阳之风火,对于平息症状,每收显效。

4)湿热化燥,阴液受损型

此型患者在热度降低或热退之后,出现干燥症状或仍感时有轻微寒热。如进一步发展则将成为阴亏水涸。此型的治则,当以清利三焦,和解少阳为主。

口渴口苦,唇焦咽燥,胸中烦热,在中后期为常见。用阳陵或阳陵三针(阳陵留针,先点刺足中趾尖,再点刺手中指尖)以清营生津,疏肝利胆(按照手足应称的关系足中趾尖应为肝之井穴大敦),具有显效和特效。常在入针后,症状即可缓解和消失,液门、清冷渊、消泺,以及阳辅、丘墟亦可入选,于义亦同。取用三椎下间以泄胸中之热,在《素问·刺热论》早有记载,取用亦效。

失眠烦躁,低热不退,纳差,在中后期为多见。取百会、大椎以安神泄热,中脘三里以和胃宽中,有助于缓解。

5)湿蓄热蒸,经脉阻滞型

此型的病理过程是湿热凝滞过程。此型的治则,在全身则是化气利水,在局部则是消肿散结。

偏身水肿作胀,口唇肥厚,舌胖,苔秽腻,关节疼痛,全身沉重,四肢不举,是早中期湿浊内阻,水气不化时的主要体征。常取中脘、脾俞以宽中化浊,四渎、阴陵以利湿行水。前后上下同用,较之单用为好。

局部红肿青紫,硬结肿痛,在病程之中后期,因经脉阻滞,湿热蓄积,可出现于身体之许多部位,特别在耳前后常可出现,并常引起化脓。除针对全身情况采用相应穴组外,局部火针代灸,用于消肿散结,实非任何药物可比拟。

6)脾肺失调,气化太过型

此型脾气散精,上归于肺,通调水道,下输膀胱。这是中医水液代谢的理论基础之一,故有"肺为水之上源"之说。

常有全身症状均皆消除,唯舌苔秽浊灰暗久久不退,食欲迟不恢复,三脘脾胃俞与手足阳明诸穴,虽为常规穴组,但效果有时却很迟缓。如有此种情况出现,应考虑投以理气宽中、化浊醒脾方剂,不应偏重于灸而忽视药物的作用。

3.施灸方法

1)灸架熏灸法

据辨证原则,一般均以一穴为准,不超过两穴。可以嘱咐患者家属协助日夜施灸,每次施灸时间为1.5～2小时,时间太短,效果不佳。作用虽较火针代灸为缓慢,但方法简便,刺激温和。

2)点灸笔快速点灸法

穴灸:对准孔穴中心及周围快速点灸5～7下,不宜重叠,可呈梅花形。

片灸:针对某一患病之局部进行片状点灸,范围以患处大小而定。

围灸:在患处周围进行点灸,如同在患处周围加贴围药,使患部渐渐缩小。

条灸:根据经络分布与走向,进行条状点灸,以达到疏通经络的要求。

以上各法可以交叉或同时进行。以就近或局部取穴、配合循经或远道取穴更为合适。特以双耳尖这一经外奇穴,对多种病症均可有效,是应用本法的常规穴。

3)火针代灸法

对同一孔穴可点刺3～5下,要稍有间隔,不宜承覆。对顽固与剧烈之疼痛,刺入后可按压不动,停留5～10秒,此时也可出现感传现象。

4)配合挑刮

刮痧疗法:在早期发热阶段,以及对许多发热病症效果确属显著。

工具以牛角或象牙为好。刮治部位以脊柱两侧肌肉丰厚处最为适宜,后脑、肘弯、膝弯以及左右肋间(沿肋骨刮之)亦可。左手固定患者肢体,右手用刮具自上向下反复刮之,顺序不可颠倒。用力宜均匀,不宜过大过猛,以免发生剧痛与刮破皮肤。刮具及皮肤表面均宜涂少许润滑剂或不断蘸水湿润。刮至有大片紫红色出血点,患者感到轻松时为止。

挑治疗法:治疗部位除在头部宜慎用与少用外,和刮法一样,也是以背部最为相宜。胸腹、腰骶及四肢等处均可入选。只对病理反应点挑治更有良效。只对患处挑刺,则应谨慎从事。

取穴:下廉泉(天突穴上一寸,喉结下方凹陷处,正坐仰头取之);巨阙;下命门(第三腰椎棘突下凹陷处)。

二、解语膏贴,通脑开音

脑卒中是世界范围内的常见病、多发病,其致残率和致死率均高,是多数国家三大致死疾病之一。有文献报道,中风后失语的发病率为21%～38%,严重影响患者的生存质量和重返社会。中风后失语是大脑优势半球语言中枢损伤导致的语言功能障碍,严重影响患者的生活质量和社会适应能力,给个人、家庭造成一定的负担。

1.中风后失语的中医认识

中风后失语属于中医"失音"范畴,早在《黄帝内经》中就有"风懿""喑痱""风喑"等病名记载。由于经络受阻,气血不通,经脉失养,引起舌强失语,多与脑、心、肾、脾、肝等脏腑有关。清代张志聪说:"音声之器,在心为言,在肺主声,然由肾间动气上出于舌,而后能发其声。"

2.解语膏治疗失语

解语膏穴位贴敷治疗中风后失语是蔡圣朝数十年临床经验的总结。解语膏药物(穿山甲、三七粉、生乌头、红海蛤等)的作用、穴位(劳宫、涌泉)的特殊治疗作用,两者的配合是治疗中风后失语的关键。李时珍《本草纲目》亦有记载药物敷贴足心涌泉穴治疗中风瘫痪、手足不举。劳宫为手厥阴心包经荥穴,属火,涌泉为足少阴肾经井穴,肾经"循喉咙,夹舌本",二穴相配,水火既济、交通心肾,利窍开音。舌与脏腑经脉密切相关,舌为心之苗、脾之外候。《灵枢·脉度》曰:"心气通与舌,心和则舌能知五味矣。"《素问·阴阳应象大论》曰:"心主舌……在窍为舌。"《灵枢·经脉》云:"手少阴之别系舌本。"《灵枢·经脉》曰:"脾足太阴之脉……连舌本,散舌下""肾足少阴之脉……循喉咙,夹舌本。"

3.中风后失语辨证分型

分为肾经失语、心经失语、肝经失语、脾经失语。

三、热流灌耳,温通泻热

耳为九窍之一,肾开窍于耳,周楣声用吹灸疗法将艾热、艾烟灌入耳中,直达病灶,治疗耳部疾病,如急慢性化脓性中耳炎。我们使用该法治疗面瘫、耳鸣耳聋,相较于其他方法痛苦小、作用直接。

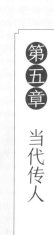

第五章　当代传人

第一节
代表性传承人——蔡圣朝

　　蔡圣朝,男,汉族,生于1957年10月,安徽合肥人。幼承家学,后拜师周楣声教授,为国家中医药管理局首批老中医药专家周楣声学术继承人,侍诊于周老20余年,尽得其真传。安徽中医药大学第二附属医院主任医师,博士生导师,教授,安徽省首批江淮名医,安徽省名中医,第五批、第六批全国名老中医药专家学术经验继承工作指导老师。2013年和2014年分别由安徽省和国家中医药管理局批准成立蔡圣朝名医工作室。现任中国灸法学会副主任委员,安徽省中医药学会老年病专业委员会第一、第二届主任委员,安徽省针灸学会常务理事,安徽省中医药学会风湿病专业委员会副主任委员,卫生部国家临床重点专科老年病专科学术带头人。

　　蔡圣朝出身中医世家,自幼热爱中医,承继父业,后随父背诵《汤头歌诀》《内经知要》和《药性赋》等中医古籍,略有小成。于1977年参加合肥市园林局举办的中药鉴别学习班。1974—1978年受乡政府委派,在医疗条件极为简陋的情况下,运用跟随父亲所学的针灸、中药等专业技术在乡村独立行医4年,为无数患者解除病痛。随后进入安徽中医学院进一步系统学习中医药专业理论知识,毕业后进入安徽中医学院附属针灸医院工作至今。1991—1994年成为全国首批名老中医周楣声主任医师学术经验继承人,继承工作结束后继续侍诊周楣声老前辈,耳濡目染,尽得周老灸法真传,后又跟随著名针灸刺血专家喻喜春学习针灸,深得针灸刺血精髓。1991年赴霍邱县参与抗洪抢险,数次跟随医疗队到贫困县市义诊,赴流行性出血热流行地域从事科研工作,于1999—2001年援也门医疗队工作。1995年荣获"安徽省十佳青年中医"称号,2012年被评为第一届江淮名医,2014年获得"安徽省名中医"称号,国家中医药管理局第五批、第六批老中医药专家指导老师。

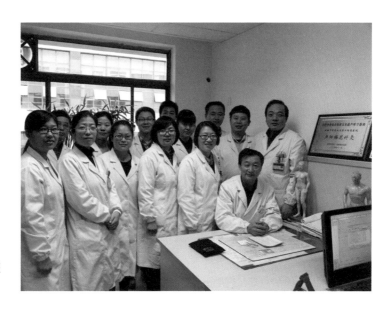

2017年,蔡圣朝名医
工作室成员合影

1.成长经历

蔡圣朝出生在一个世代以医为业的家庭,曾祖父、祖父、父亲均是中医,至他已是第四代。父亲吴孝群作为中医在民国时的合肥已有名气,民国二十六年(1937)其在合肥中医师工会组织的"安徽省卫生处开业医师人员考询"中名列第三,以中医内科和妇科疾病求治者众。

蔡圣朝的祖父和父亲擅长诊治妇科病、风湿病和慢性肾脏病,而当时患者多数贫穷,经常是免费治病。正是在家庭的熏陶下,他立志学医,把为患者解除痛苦作为自己的终身志向,而且下定决心既然要做医生,就要做一名患者可信赖的医生。自此,他把"大医精诚"和"宁静致远"作为自己的座右铭。他知道想要达到"大医精诚"的目标,必须刻苦钻研,才能提高医术,只有医术高超,为患者解决实际痛苦,才能赢得患者的信赖。他认为只要坚持不懈地努力,终会破壁腾升。他天资聪颖,领悟能力强,加之终日钻研医理,精习医术,后来又在周楣声老师的细心栽培下,医术更是突飞猛进。他不但医术精湛,而且医德高尚,对待患者的痛苦感同身受,对贫富患者都能一视同仁,诚心相待,从不以医谋利。他不被社会上各种诱惑所左右,坚持自己的选择,一心一意,不断充实自我,完善自我,努力成就自我。

从中学时期,蔡圣朝就养成了坚持阅读的习惯,只要是对临床有益的书和资料他都仔细阅读和收集。他说要想学好中医,必须熟读中医经典。中医读经典最难的是如何把古代经验灵活运用于现代临床。而经典著作中，他尤其推崇《内经》《伤寒论》《金匮要略》和《灵枢》。他从学医开始，每读一本书，都会做详细的阅读笔记，而对于经典他总是反复研读。随着临证经验的累积，每次研读都有新的不同体会，并总结新的治疗经验，以更好地指导临床，数十年如一日。同时对于临床疗效尤佳的病例，他都自己再手抄一份，详细记载患者的主诉、证候、诊断、针灸或药物处方、剂量，并总结疗效，因此形成了自己独特的诊疗风格。他把自己的切身体验传授给学生，同时要求学生也做读书笔记，而且无论他的工作多么繁忙，他都会抽出时间定期审阅并予以批改，把多年的珍贵经验倾囊相授。

　　蔡圣朝在继承了周楣声老师热证贵灸的基础上，立志把灸法发扬光大，创立了通脉温阳铺灸法。此法对于呼吸系统慢性疾病、风湿免疫性疾病、不孕症等疗效颇佳，同时还有强身健体之功效。尤其对于强直性脊柱炎、类风湿关节炎、干燥综合征等免疫性疾病，单纯应用中药疗效欠佳的患者，每周一次行通脉温阳铺灸疗法，大大改善了患者的免疫学指标和临床症状。除了通脉温阳铺灸法，他在直接灸方面也有所创新，主要对于重病和疑难杂病，比如各种肿瘤他认为直接灸能起到调节免疫，增强机体自身免疫功能，达到抗癌作用。很多患者慕名而来，不但临床症状减轻，而且实验室指标也大大改善。而对于如何实际操作，他也有自己的独特见解，他认为直接灸时一定要一次灸到周围红肿中间结痂的灸疮出现，不能只是皮肤发红或起泡，否则不容易形成灸疮，达不到应有的疗效。

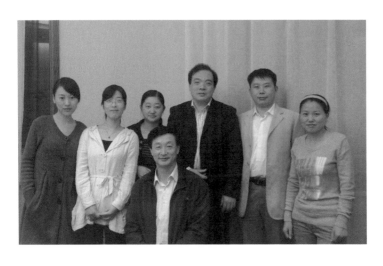

2009年，蔡圣朝（中）
和他的学生合影

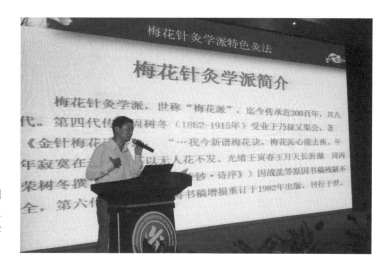

2014年9月,蔡圣朝在国际灸法大会上做报告《梅花针灸学派特色灸法》

　　蔡圣朝深知一般中医临床工作者的现代医学知识有所欠缺,因此在他上大学期间除了系统地学习中医理论外,还废寝忘食地学习现代医学,工作后仍努力学习现代循证医学的新成果、新进展和新技术。

　　整体观念是中医理论体系的两大基本特点之一,中医把人体看作一个整体,构成人体的各个组织、器官在结构和功能上不可分割,在治疗上也强调整体调节作用。而现代西医尤其是影像学的全面发展,使我们更直观地认识了疾病,了解疾病的生理和病理特点,从而在确定诊断、判断疾病转归等方面有了长足的认识。寸有所长,尺有所短,他认为中医与西医理论不同,侧重不同,应中西合璧,互相融汇。

　　蔡圣朝在诊疗时对于常见病和单纯性疾病都是因人制宜,中医讲究"神"的作用,"神"在此可以理解为信念,和现代医学的个体化治疗方案不谋而合,即患者有的信任中医,有的依赖西医,那就对"症"下药,采用患者信任的医疗手段诊疗,则疗效也会事半功倍。而对于恶性疾病以及疑难杂症则善于合理应用现代医学手段进行诊断,治疗时也多采取针灸和西药或中西药结合。此外,在很多疾病的急性期,他也主张先行西医救治,之后再中西医结合治疗。如对于脑血管病急性期应紧急西医处理,以挽救患者生命,同时在维持机体的内环境平衡方面西医也有独特优势,生命支持非常重要。急性期度过后应中西医互补,以助患者康复,避免残留后遗症。再如老年患者长期卧床住院,易并发下呼吸道感染,在急性期为防止感染扩散必须立即启动有针对性的抗感染治疗,保持气道通畅,但疾病后期患者痰量多、咳嗽等症状往往难以彻底根除,抗生素往往难以撤除,这时就要根据中医辨证论治,通过调理肺脾肾脏腑功能,多数患者可逐渐停用抗生素,炎症消退,而对于气管切开的患者则可以顺利地封堵气管切口。

2.学术特点

1)四诊并重,尤重扣按

蔡圣朝应诊时非常认真,不放过每一个细节,力求全面掌握患者相关病史。他指出应四诊并重,又明确指出切诊中的按诊是现代中医诊疗中容易忽视的部分,临证时在继承其师周楣声先生扣察背部"阳光普照区"反应点(主要是压敏点)作为针刺艾灸的作用点的诊疗思维,又拓展了体表按压扣察,如脏腑病应注意在相应的背腧穴、募穴等处寻找压痛或敏感点,在四肢相应的原穴、络穴、郄穴、合穴等处也往往会有压痛等异常发现。按诊寻找到的敏感点、皮下结节既可作为诊断局部的参考,又可作为治疗取穴的依据。对于一些以疼痛为主要症状的患者,本身没有其他明显的症状,根据疼痛反应点考虑为可能相关的脏腑病变,让患者行针对性的西医检测,才能不错过任何重病和疑难病。他不仅在运用四诊合参时详细周全,也善于运用现代医学诊疗手段,因此在临床中几乎很少误诊和漏诊,而且能早期发现恶性病变。

2)辨别阴阳,审证求因

审证求因是根据疾病的证候特点推演疾病的病因病机。蔡圣朝把辨证论治的核心归纳为辨别阴阳和审证求因,认为"辨别阴阳"和"审证求因"的根本目的是寻求疾病的病因病机。任何疾病在其发展过程中,都会出现各种各样的临床症状和体征。这些症状和体征,都属于疾病的外在表现,临证时要司外揣内,根据疾病的外在表现推断疾病的内在特征,辨别阴阳属性,以抓住疾病的本质所在。

3)动态辨证,切中病机

疾病的过程,并不是一成不变的,而是一个不断变化的过程。只有做到动态辨证,辨证方能准确无误,进而指导治疗。蔡圣朝曾诊治一例痛风性关节炎患者,67岁,反复慢性发作数年,此次因饮食不节导致急性发作,以局部红肿热痛为主要表现,舌红苔黄腻,脉弦数,辨证为湿热痹阻,方用四妙散加减,服后1周患者自觉疗效较好,疼痛明显减轻,1周后患者诉疼痛再次加重,且伴有畏寒肢冷,纳差,舌淡苔白,脉细。该患者年老久病伤及阳气,加之应用清热利湿药物,更易耗伤阳气,应辨证为脾肾阳虚,给予温补脾肾治疗后患者疼痛明显缓解,此后患者注重饮食节制,随访3年未再复发。

4)辨体论治,重视禀赋

蔡圣朝在疾病的辨证过程中考虑到体质的差别对辨证的影响,这就是辨体论治。体质是指人体在先天禀赋和后天获得的基础上构成的脏腑、经络、阴阳、气血、津液等盛衰差异而形成的相对稳定的固有特质,也就是我们现在所说的个体差异,这种相对稳定的固有特质决定了机体对特定病邪的易感性及其感受病邪后疾病属性的倾向性。

5)辨经辨脏,相互参合

蔡圣朝非常重视脏腑辨证与经络辨证的结合,认为两者已经包含了中医的八纲辨证,临证只要掌握这两种辨证方法,就可以把握疾病的性质和具体部位,临证时方可对症下药。尤其是准备给患者应用针灸治疗时,先是通过脏腑辨证辨别病在何脏腑,再是根据疾病在经络上的反映点和经络循行辨别病变的相应经络,抓住重点,针对性治疗,则事半功倍。

3.传承贡献

1)重视学习经典

蔡圣朝对于针刺的心得主要来源于《灵枢》《针灸大成》和《金针梅花诗钞》。《灵枢》是他最为推崇的一本书,他说要想学好针灸必须熟读《灵枢》。《灵枢》是以阴阳五行学说为指导,论述了脏腑、精、神、气、血、津液的功能和病理变化,以及疾病的诊断与防治,重点论述了经络理论和刺法,并全面地记录了经络腧穴、针灸选穴方法和治疗法则,是我国历代医家长期临床经验的积累,被诸多针灸学家所推崇。《针灸大成》概括了明朝之前中国针灸的主要学术经验,并记载了各类疾病的针灸处方和众多临床医案,对于现代针灸的运用有着深远的指导意义。《金针梅花诗钞》由周楣声先生整理祖先经验以诗钞形式撰写而成,是周氏四世的传承针术,言辞精炼,于1982年出版,主要论述了古代各种针刺手法,以及周氏自己对用针的具体体会。《灵枢》是蔡圣朝针刺特色形成的基础,《针灸大成》使之特色更加鲜明,而《金针梅花诗钞》对于针刺特色的形成则起了决定性的作用。

2)传承梅花针法

"金针梅花"是在家学渊源的基础上,通过言传身教、口传心授等传习方法代代相传,并不断创新发展而形成的。蔡圣朝继承了周楣声的梅花针法成为梅花针灸学派第七代传人。"金针梅花"重在选穴,"梅花双萼真奇特,一针为主一针客,一针为阳一针阴,标本远近补泻识"。金针梅花派选穴多数以两穴为准,称梅花双萼。而两穴的组成并非随意选取,两穴通常有"相辅相成、相反相成、开阖相济、动静相随、升降相承"的有机联系,寓"主客、标本、阴阳、远近、补泻"于其中。对于如何进针,进针的深浅、导气及出针也都有严格要求。有诗为证,"进针十要首端静,调息神朝温左信,正指旋捻有正斜,分部中的始可定""重深轻浅有来由,谷气深调厥疾廖。穴浅难深深忌浅,妄深中脏必招尤""推之引之谓之通,行之和之调气功"。蔡圣朝是在"先得其道",通晓腧穴的性能功效,熟练掌握梅花针灸学派针法手法的基础上,辨别病证而精简取穴,非此则不能达到"稀而疏之"的目的。

3)针药并用,克顽除疾

蔡圣朝针灸技术精湛,精通药性,擅长针药并用。他认为对于久病、重病以及复杂性疾病应当针药结合,在实际运用中,采取脏腑辨证和经络辨证结合,擅长使用引经药物,针灸选穴长于循经和随证变化。特别是对一些顽固性疾病,针药互补收效显著,如慢性咳喘病、消化系统疾病、慢性胃炎、慢性肾功能不全、腰椎间盘突出症、颈椎病、失眠、痛风性关节炎、类风湿关节炎、干燥综合征、膝骨性关节炎等。

4.学术成就贡献

1)以神治神,重视气血

蔡圣朝认为针刺治疗必须以神为根本,针刺之要在于以神治神,针刺的一切疗效来源于"神",治神贯穿于整个针刺治疗过程,是提高针刺临床疗效的关键。治神是针刺治病的最高境界。针刺治神主要包括两方面:治医者之神和调患者之神。前者指医者在针刺施术之前,医者务必首先调整自身达到最佳精神状态,安定心神,聚精会神。进针时医者须集中意念于指上,直贯针尖,定位准确,进针迅速。在针刺过程中医者于指下针尖处也要集中意念,用心感悟针下沉紧涩重之感,仔细体察行针时针下神气变化,密切观察患者反应。针刺治神的主要目的是调摄患者的精神情志,以调理患者气血,增强患者机体调节能力,使机体气血旺盛,运行不息,自然病邪驱除,机体阴阳气血平衡得以恢复。

2)灸法自然,阳生阴长

蔡圣朝秉承周楣声先生"热证贵灸"的学术思想,首提"灸法自然,阳生阴长"的学术观点。

在此基础上首创三伏天"督脉伏灸"法,将灸法、节气与总督一身阳气的督脉相结合,以期最大程度"阳生阴长",对一些顽症痼疾的防治取得很好的疗效,并期待有更大的突破。后经过长期经验累积,由"督脉伏灸"发展为"通脉温阳铺灸",临床对于各种自身免疫性疾病,包括系统性红斑狼疮、类风湿关节炎、强直性脊柱炎等疾病疗效确切。而天灸疗法(穴位敷贴疗法)作为灸法的一种特殊疗法,独具用药少、取穴精、费用低廉的优点,对慢性咳喘、中风失语、儿童支气管哮喘、儿童腹泻疗效较好。

5.临床诊疗特色

1)针刺特点

(1)循经取穴和局部取穴相结合

蔡圣朝对于痛症常采取循经取穴和局部取穴相结合的方法。依据"经络所过,主治所及"的原则采取的治疗方法就是循经取穴。循经取穴通常取经脉局部和远端,远近配合,临床应用最广。例如对于腰痛局部取穴是腰痛部位的两侧膀胱经穴位,循经取穴是膀胱经合穴委中穴。委中是膀胱经合穴、下合穴。《玉龙赋》指出用人中和委中可治难治的背脊疼痛,《症治要穴歌》也说腰痛用太溪和血郄是最妙的。血郄即委中,"取得其经血自调"者,正是说明了只要能中其经,即可中其穴,则血脉自然调和。

椎动脉型颈椎病局部取穴主要取风府、双侧天柱、风池,循经取后溪。后溪是手太阳经的腧穴,手太阳经有一分支从缺盆循颈,后溪也是八脉交会穴,通于督脉。《通玄指要赋》也指出癫狂、癫痫用后溪可以治疗,头项痛用后溪可以安定。因此针刺后溪有舒经利窍、宁神之功。

(2)局部取穴与针灸歌赋相结合

蔡圣朝在针刺选穴上还善于把针灸歌赋与局部取穴相结合。在便秘的治疗上,《玉龙歌》曰:"大便秘结不能通,照海分明在足中。更把支沟来泻动,方知妙穴有神功。"肾为水脏,三焦为决渎之官,取支沟与照海以通便,是增液行舟之法。在偏头痛的治疗上,《玉龙歌》云:"偏正头风痛难医,丝竹金针亦可施。沿皮向后透率谷,一针两穴世间稀。"以丝竹空治偏头痛,沿皮向上斜刺指向头维和率谷,但斜透率谷是要经过悬厘或悬颅,是一针三穴。《肘后歌》曰:"风痹痿厥如何治,大杼曲泉真是妙。"风痹痿厥者,下肢酸软疼痛,麻冷无力也,多为筋骨不坚所致。大杼为骨会,凡是与骨有关联的疾病均可使用。肝主筋,曲泉乃足厥阴肝经的合穴,肝经气血会合之处,与骨会大杼上下呼应。由此可见,大杼与曲泉,堪称强健筋骨之妙方。

(3)局部取穴与辨证论治相结合

针灸辨证取穴是建立在脏腑经络辨证的基础上,临床只要辨证精确,疗效显著。如耳鸣耳聋首先辨别虚实,次伍局部穴位以疏通经络,局部取穴主要以听会、阳维、角孙、耳中为主。实证以突发耳聋,或耳中胀痛,耳鸣如雷,此时宜清肝泻火开窍,取太冲、中渚等,行泻法。虚证以久病耳聋,耳中如蝉鸣,经久不息,时轻时重,劳累后加重,此时宜补肾益气,取气海、肾俞,行补法。再如鼻炎局部选用迎香、印堂、上星,另以虚实论治。实证者取合谷、尺泽;虚证者取足三里、关元、气海。

(4)善用巨刺法

蔡圣朝在临床上最常用巨刺法于中风后肢体痉挛的患者,中风后恢复期因患侧肢体肌张力的增高,本身患者可因活动肢体加重肢体疼痛,针刺时更是如此,而且针刺患侧容易加重患者肢体的痉挛,以致患者通常拒绝针刺。而于健侧针刺则不但可从整体调整阴阳,调理气血,循环畅通,使机体自我平衡,自我调整,而且更易让患者接受。再如对于面瘫也可采用巨刺法,在面瘫早期,患侧经脉阻滞,气血不畅,可在健侧相应部位取穴,常取阳白、四白、迎香、地仓、颊车和患侧合谷穴,可疏通经脉,畅通气血。

2)灸疗特色

(1)灸法、灸具创新

蔡圣朝在灸法方面除了继承周楣声"热证贵灸"和"灸感三相"的学术观点外,还在周楣声"改革灸具,创新灸法"观点的基础上,提出"灸具、灸法创新促进灸法发展",认为只有改进灸具与灸法,灸法才能得到发扬与振兴。《灸绳》中明确灸必须持久,否则达不到应有的治疗效果。灸感三相正是在长时间温和灸的基础上产生的,而长时间温和灸需要稳定先进的灸具以产生足够的灸量,因此灸具的改革势在必行。他将灸具分为治疗性艾灸器械和辅助性艾灸器械,设计了艾烟净化系统,建立无烟艾灸治疗室,为医者、患者提供一个无烟环保的治疗环境。灸具临床使用广泛,除了禁灸穴位以外,头面、胸腹、腰背、四肢均可应用,对各种慢性病与老年病应列为首选。

临床对于坐骨神经痛患者,舌质淡红,苔薄白,脉弦紧,辨证为风寒湿型者予以灸具熏灸可祛风散寒,活络止痛。后侧痛取腰阳关,外侧痛取环跳,熏灸器熏灸 1～1.5 小时,每日上下午各施灸 1 次,3 天即可见效,通常 2 周后基本痊愈,且不易复发。再如胃脘痛(虚寒性)症见胃痛喜按,得热缓解,面色㿠白,四肢欠温,口淡无味,舌质淡体胖有齿痕,苔薄白,脉沉细弱,灸具熏灸则有温中健脾、和胃止痛之功,取穴为上脘、中脘、下脘,此 3 穴任选一穴,每穴灸 1～1.5 小时,上下午各灸 1 次,有时 1 次即可见效。这两种疾病为临床常见病、多发病,且容易复发,均选单穴在固定穴位长时间熏灸,易激活感传,诱导经气传导,疗效远甚其他方法。

(2)擅长隔物灸

隔物灸所用的药物是依据药物本身功用和主治病症选取,隔姜灸有温中止呕、调和营卫、解表散寒的功效,用于外感表证、虚寒性呕吐、腹痛以及风寒痹痛等;隔蒜灸清热、解毒、杀虫,用于疔肿疮疡、毒虫咬伤;隔盐灸温中散寒、扶阳固脱,用于虚寒性呕吐、泄泻、腹痛、虚脱、产后血晕等。蔡圣朝临床最多应用隔姜灸,他认为隔姜灸有解表发汗、温通经络、祛风散寒、调和营卫的作用,能用于一切虚寒、虚损及陷下症,如因寒而致的呕吐、泄泻、咳喘、腹痛及风寒湿痹等。如乳腺增生症,属于中医"乳癖"的范畴,隔姜灸行气活血、温经通络,既可加强局部血液循环,消除局部肿痛,又可增强机体整体免疫功能,辅助正气,抗御病邪,可标本兼治。常选取阿是穴、乳根、屋翳和膻中穴,每穴 3 壮,10 次为 1 个疗程。

(3)通脉温阳灸

通脉温阳灸,具有隔物灸、重灸、温灸器灸法的特点,艾炷大、施灸时间长、火力强、治疗面积广,因其作用特点而命名。督脉循行于脊柱,督脉为全身阳脉之统纲,总督一身之阳气,统率人体精气神和调节阴阳气血,主治督脉诸证和各种慢性、虚寒性疾病。通脉温阳灸借助春夏阳气逐渐旺盛,温通督脉及膀胱经诸穴之力日益增强,艾灸热力促进药物经皮肤渗透经络穴位,到达病变部位,可强壮真元,扶正祛邪,鼓动气血。通脉温阳灸具有良好的温阳壮督、调整脏腑阴阳气血之功,可应用于临床各科疾病,而以顽苛重疾为佳。如慢性支气管炎、支气管哮喘、风湿性关节炎、类风湿关节炎、强直性脊柱炎、慢性腹泻、慢性腰肌劳损、增生性脊柱炎、神经衰弱等。

第二节
主要传承人

一、于青云

于青云,青岛市海慈医疗集团主任医师,教授,硕士研究生,全国中医药专家学术经验继承人,周楣声艾灸法省级非遗继承人,中国中医药研究促进会骨质疏松分会常务理事,中国中西医结合学会活血化瘀专业委员会委员,山东省中医药学会糖尿病专业副主任委员,中华医学会青岛市分会全科医学专业副主任委员,国际东方药膳营养食疗学会副会长兼秘书长,国际高级药膳营养师,中国针灸学会委员,青岛市第八、第九、第十、第十一届政协委员,山东省三

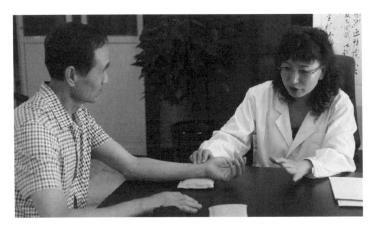

于青云(右)在周楣声艾灸会所应诊

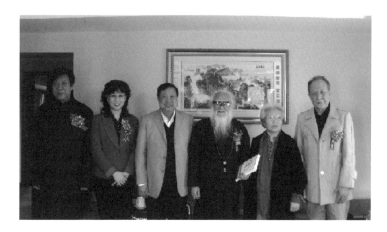

2014年,周楣声健康养生咨询中心成立,中医大师朱鹤亭到场祝贺

八红旗手。

青岛市是周楣声学术思想的第二传习所和讲学堂,其学术思想融汇哲学智慧,惠及民众;奇思妙想传播业界市井,堪称典范;推陈致新彰显针灸品牌文化,传道大千。

于青云有幸师承周楣声导师30余载,周老晚年修学青岛,将毕生经

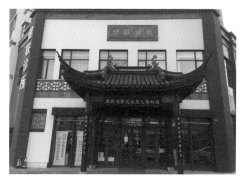

2018年周楣声艾灸文化博物馆正式开馆

验悉心传授并叮嘱将针法、灸法传承发扬。于青云潜心研读周老的笔记、手稿,结合30年临床教学实践,并凭借其博学的知识,开拓其他医学领域,针灸技艺炉火纯青,取得20余项科研成果和奖励,论文30余篇,专著7部,6项国家发明专利,多次获"青岛市中医先进个人"称号。

周老先生生前受卫生部委托,举办过多届全国灸法讲习班。学生于青云得其真传,多次借助青岛大学、青岛医学会、青岛市各大银行及社区等平台,举办多期周楣声艾灸法、养生保健自然疗法讲习班,分别在"周楣声艾灸养生会馆"和"周楣声健康养生咨询中心"、青岛市南颐和社区卫生服务站、青岛市南颐和老年公寓、青岛市市南区老年爱心护理院、青岛新兴医院等,开设中医养生针灸科室,突出中医中药和针灸康复调理专业优势。

现历经四代传承,周楣声艾灸法驰名中医针灸界,弟子遍布全国各地乃至东南亚和海外。桃李满园的周老经常光顾青岛,且不吝赐教,远播医术,成功案例众多,坊间口碑相传。有山东省的学生和针法、灸法爱好者仰慕而至,学

成回报;还有病患慕名求诊,皆获良效。周楣声先生以中医、针刺、艾灸养生治疗各种疾病在青岛市乃至山东省声名远扬。

中国海洋大学一女教师发生面神经麻痹,俗称面瘫,口角歪斜,不能面授讲课,且担心日后容貌受损。在周老的指导下,于青云采用周氏万应点灸笔操作技法,在其患侧面部用周氏万应点灸笔将药笔点燃,衬以所附之特制药纸对准穴位点灸,女教师5天后恢复正常容貌。

婴儿腹泻是一种常见而又颇感棘手的病种,中西药物均不能迅速奏效。采用快速点灸时,效果迅速奇特,最快为1次,最多也不过3～5次,即可收效。于青云几年来选用周氏艾灸疗法治疗临床病例超过千例,治愈率为100%。

还有一名企业家,因工作劳累突发肠梗阻,呕恶不止,无矢气无排便,腹痛难忍,在青岛大学附属医院普外科经治三日不效,医院安排紧急手术治疗,无奈之下,遂求治于青云。此属于中医"关格""肠结""腹痛"范畴,是各种原因而致肠胃气机阻滞,腑气不通。于青云遂确立针刺配合艾灸的治疗原则——消食导滞、疏通肠腑。取穴主穴中脘、足三里、天枢(足阳明胃经穴、大肠的募穴)、支沟(手少阳三焦经穴)、下巨虚(小肠之下合穴)、太冲以和胃健脾、降逆利水,配合神阙、关元以艾炷隔葱姜灸及艾条温和灸。"脐通五脏,火足气到"是取效的关键。周楣声先生言:"火力须要均衡,作用不能中断。听来不值一钱,用之足当万贯。"灸至腹中热满,方取得著效。初日针灸,该患者自觉肠动,翌日腹部CT检查显示:梗阻部位下移30厘米;第三日针灸后30分钟患者腑气通畅,喷射状排除宿便5次,病愈出院。

二、李扬缜

李扬缜,男,1951年11月出生,皖南医学院第二附属医院中医科专家门诊在聘副主任中医师。先后求学于芜湖中医学校、安徽中医学院中医专业、南京中医药大学中西医结合研究生班。原安徽省灸法研究会常务理事,原中国针灸学会刺络拔罐分会常务理事,中国针灸学会会员,安徽省中医药学会会员,从事中医工作40余年。

1984年进修于安徽中医学院中医理论提高班,学习一年,在此幸遇周楣声先生。每日上午上课,下午到先生门诊,随诊学习,跟随先生从学习《灸绳》等理论到临床实践,收益颇多。继后,不断随师学习,或登门,或通信,及至2006年,前后共22年,在灸法理论与临床实践中,不断有所感悟。

1986年,李扬缜撰写第一篇跟师临床心得,此后撰写灸疗、针刺、中医药、教育等论文45篇,出版著作2部;各类合作科研6项;科普论文10多篇;电台科普讲座10多次。

1978年7月,李扬缜被分配到皖南医学院第二附属医院中医科工作,长期管理中医病房、门诊及全院各科会诊工作,积极参加全院各科急、重病抢救及疑难疾病会诊。发挥中医药、针刺、艾灸、刺络拔罐、点穴等治疗专长,对高热、昏迷、脑梗死、脑溢血、车祸等外伤致脑昏迷等重症患者给予了较好的中西医结合治疗,对中医内、外、妇、儿、眼耳鼻喉、脑外、骨伤、口腔、皮肤等全科治疗,为多种疾病的治疗,做了大量工作,赢得了患者的普遍赞誉。

三、李建宇

1988年,李建宇在山西省吕梁市交口县中医院针灸科工作时,参加全国学术会议期间,就听说周楣声在全国举办多期灸法学习班,在针灸学术方面以创新见长。1998年《灸绳》的正式出版,得以详阅后方知其尤以创立压痛"嗜热点""热敏点"灸法感传等惊世。李建宇深知压痛最明显之处就是灸疗的最佳嗜热点,读到该著"依据古神灯照法的启发,用艾条点燃慢慢熏烤,当熏至敏感点时也可使热感向内深透,或向远方传布而取名为热敏点,才知"热敏灸"来源于周老。

1999年夏天,李建宇赴皖求教。亲见临床疗效不虚。他常应周老交代独自抄写清稿。

2000年5月,他以市政协委员的身份,特邀周老来孝义市将灸法事业发扬光大,受到市领导的热情接待。当晚在孝义电视台新闻播出,求诊患者蜂拥而至。周老将独特的临床经验留在了山西这片土地上。

2004年3月,周老应日本"中日友好中国研修之旅"的邀请,去北京参加学术交流。由于年事已高,周老带着李建宇作为助手一同前往。虽然没备讲稿,

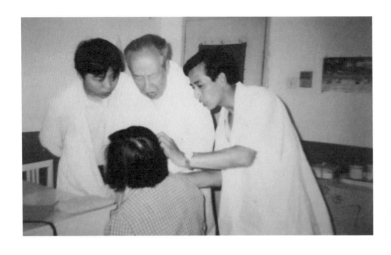

1999年夏，在安徽针
灸医院周老指导李
建宇进行临床治疗

但上午历时3小时会程，从开场白至正文，直到最后的结束语，周老全程出口
成章，尽展大家的学术风范。李建宇在旁一边做灸法操作，一边译成日语。会
议结束的那一刻，掌声此起彼伏，受到高度评价。其间周老还引荐李建宇今后
再去上海拜访李鼎老师。同年，由于李建宇打算自己创业，周老便给他的诊所
取名为"致和堂"。

　　1999年以来，李建宇已记不清往返晋、皖多少次求教于周老，每次前往周
老总想让他多住几日。周老陆续签字赠予他所有出版与未出版的单行本与全
集。李建宇在抄写周老手稿之余常被周老的创新思维与深厚文字功底所折
服。当问及周老怎能提出这些奇思妙想时，周老笑答"思之思之，鬼神通之"。

四、贺成功

　　贺成功，安徽中医药大学第二附属医院副主任中医师，安徽中医药大学硕
士研究生导师，副教授。出生于山东省枣庄市山亭区一个普通的农民家庭。
1997年实习时确定将针灸作为专攻方向。

　　1998年，于山东中医药学校毕业，到兖矿集团37处职工医院中医科工作
不久，即用针灸治疗一脑出血的退休医生，效果良好。1998年到山东电力医院
骨科学习三维正脊仪及成角旋转式多功能牵引床治疗技术，第二年医院聘请
三维正脊技术创始人张吉林教授坐诊，运用手法复位治疗颈椎病、腰椎病，同
时引进了这项技术，贺成功每月跟随张教授门诊治疗。

1.《灸绳》引入门与灸器传承

2000年4月到山东省中医院针灸科进修，第一次了解到了周氏梅花针灸。

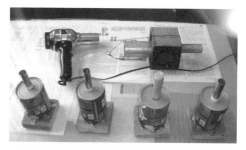
2001—2008年，贺成功制作的吹灸仪和灸座

2001年4月进修结束后，贺成功急切地想把学到的新知识、新技术带回原单位，更想开展神奇的艾灸疗法，重新研究《灸绳》关于喷灸仪的设计思路，决定以廉价的电吹风为热源，将中药打粉后装入中药包，放入特制的治疗器内，加热后药热吹出来作用在治疗部位。治疗口较大，一般治疗一些面积较大的部位，比如膝关节炎、肩周炎、颈腰背疼痛、腹部疾病。虽然治疗口开得较大，但是吹风机排风不畅，使用十多次后就报废了。经过反复试验和构想，决定用较小体积和功率的鼓风机为风源，以艾条为热源。吹灸时风力不能太大，而

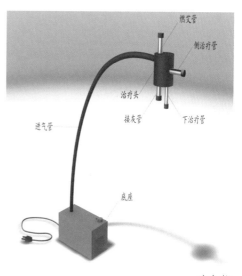
吹灸仪

鼓风机提供的风力强劲，经试验在鼓风机出风口设计多个出风管，既减小了单个管道的风力，又可同时为多个吹灸点提供风源。吹灸仪的治疗部分，则是设计了治疗头，外加保温层，一边使用，一边改进，经过十年的反复改进，外观、结构趋于完善。

2.研究生生活

2009—2011年考取安徽中医学院针灸专业研究生，面试就是以展示吹灸仪而得到导师的青睐的。后参加共青团中央等主办的挑战杯大学生创业大赛获铜奖，在整个读研期间，共获发明专利9件、外观专利2件、实用新型专利30多项。

3.跟师学习

在基层的这段工作经历让贺成功认识到：基层中医最需要疗效可靠、操作

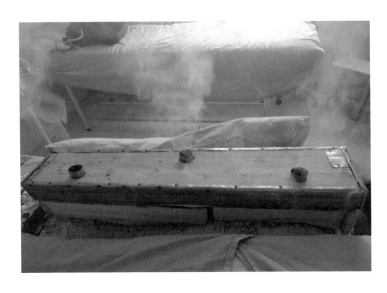

2010 年设计的督灸
盒用于临床治疗

简单、无烟环保的中医适宜技术。

　　人们常说"真传一句话,假传万卷书",贺成功在导师蔡圣朝的门诊学到许多书本中没有的知识。没来合肥的时候,使用自制吹灸仪为一患者行灸法治疗,治疗后皮肤起了一个小水泡,之后患者认为该疗法不安全,不再接受治疗,这事让他愧疚了很长时间。蔡圣朝导师在门诊对一个患者的治疗让他释怀。那是一个痛风性关节炎的患者,双足肿胀、紫暗,蔡圣朝用灸架在阴陵泉施灸,热感一直传到足部,然后用艾烟熏烤足底。第二天阴陵泉的皮肤出现水泡,蔡圣朝仍在阴陵泉灸架熏灸,该患者疗效很好。这个病例是灸架灸治出现灸法感传的一个医案,同时也是化脓灸医案。在水泡上继续灸治,这是他以前不敢想象的。

　　蔡圣朝常说,灸法的艾烟污染是亟须解决的难题,老一代专家在艾烟处理方面有过许多尝试,从灸材上将稻糠与艾叶碳化后制成无烟艾条,艾叶成分遭到破坏,无烟艾条是这一解决艾烟思路的延续。艾烟解决的难点在于传统的艾灸方法较多,灸治时体位多变,每种灸法艾烟释放量不一。贺成功听在耳里,记在心上,设计了侧吸式艾烟净化器,通过艾烟与净化液成分接触,溶解,水液湿化去除艾烟。此方案得到蔡圣朝的肯定,后来申请了专利。

　　3 年研究生学习期间,在蔡圣朝的指导下,贺成功设计了用于温针灸、艾条灸、艾炷灸、化脓灸、温管灸、肢体灸、足灸、隔物灸的温灸器,同时还设计了艾烟处理、艾炷制作、艾条点火的辅助性艾灸器械,共获发明专利 9 项、实用新型专利30余项。

2016年4月,在全国高教仪器设备展示会上,安徽省教育厅举办了首届高等学校自制实验教学仪器设备评选活动。贺成功带领的团队参展的蔡氏通脉温阳灸治疗器及排烟系统、周氏梅花针灸学派特色吹灸疗法治疗仪等教学仪器设备受到了热切关注。

研究生毕业后贺成功留在安徽省针灸医院工作,2017年成为蔡圣朝老师的学术继承人,入选了国家中医药管理局第六批老中医药专家蔡圣朝学术继承人,开始了一边工作、一边跟师的学习生活。

五、朱才丰

朱才丰,1981年出生在安徽省宿松县,梅花针灸学派第八代传人。其大祖父乃当地名中医,从小耳濡目染,让他对传统中医充满好奇之心。1998年考入安徽中医学院学习,毕业后怀着"一定要当一名好医生"的理想来到安徽中医学院第二附属医院,师从蔡圣朝,与老师共克时艰,一道齐心协力创建医院老年病科。作为老年病专科主要技术骨干,他勤思敏学,团结科内同事,主动与兄弟科室沟通协作,取长补短,互助合作,协助老年病科成功申报国家与省中医药管理局重点专科,为医院老年病科进一步发展奠定了良好基础。后拜师针灸大家杨骏教授攻读针灸专业硕士,被评为安徽省"十二五"中医临床学术和技术带头人才第二层次培养对象、第五批全国老中医药专家蔡圣朝学术继承人,获得南京中医药大学中医师承博士学位。他还是国家重点专科老年病专科学术继承人,国家自然科学基金评审同行评议专家,中医药临床杂志、安徽医药杂志审稿专家,中国针灸学会穴位贴敷专业委员会理事,安徽省针灸学会理事,安徽省中医药学会急症专业委员会副主任委员,安徽省老年病专业委员会副主任委员,安徽省中西医结合学会脑心同治专业委员会委员。

临床实践中,朱才丰根据针灸经络理论及现代康复理论将中风偏瘫进行分期,不同分期灵活采用针刺、艾灸、放血、点穴推拿以及火针等治疗,得到了广大医务人员和患者的认可。

朱才丰针灸治疗各种急、慢性痛症以调神为根本,治痛先调神。如周楣声

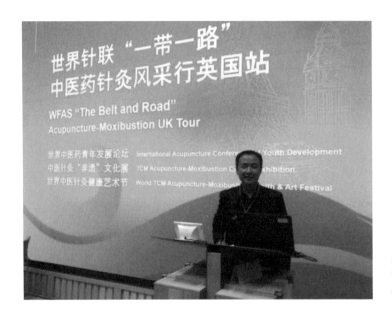

朱才丰于世界针联
"一带一路"中医药
针灸风采行英国站

大师在《金针梅花诗钞》中说："病者之精神治,则思虑蠲。气血充,使之信针不移,信医不惑,则取效必宏,事半而功倍也。"

继承不泥古,发扬不离宗。坚持和汗水是必要的付出,灵感和机遇是成功的秘诀。他在平时的医疗过程中积极发现问题,秉承孜孜不倦、脚踏实地、毫不气馁的科学精神,主持灸法研究课题10余项,发表论文近60篇。根据蔡圣朝教授提出的"神-脑-督脉-肾-任脉有机统一于人体"的观点,朱才丰认为痴呆发生的脏腑病机以肾虚为本,阳虚为根,痰瘀为标,创造性提出从温阳补肾角度治疗认知功能障碍,临床中借助艾灸的温通效应,运用"温阳补肾灸"治疗痴呆,取得了满意的疗效,运用艾灸督脉组穴治疗老年性痴呆,并揭示其现代作用机制。

朱才丰重科研实践,重医道实干,他认为跬步之于千里,小流之于江海,没有捷径可循,唯有一步一个脚印,扎扎实实地付出。在紧张的工作之余,他还积极参加国内外各种学术交流,吸取同行宝贵经验,兼容并蓄。

六、费爱华

费爱华,女,43岁,主任医师,医学博士,硕士生导师,现任安徽中医药大学第二附属医院内分泌科主任,安徽中医药大学针灸临床教研室副主任。安徽省梅花针灸学派第八代传人,第五批全国老中医药专家学术经验继承工作继承人,中国针灸学会会员,安徽省中医药学会内分泌糖尿病专业委员会常务委员,安徽省中医药学会老年病专业委员会常务委员,安徽省中医药学会风湿病专业委员会委员,安徽省老年病学会委员。主持和参与各类各项科研课题6项,发表论文20余篇。

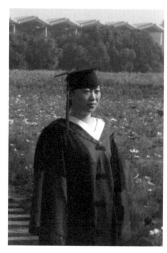

费爱华

1.学术专长

费爱华擅长运用针灸、中西药治疗糖尿病及其并发症、甲状腺疾病、骨质疏松、痛风及高尿酸血症、肥胖症、血脂异常等内分泌代谢疾病。

2.梅花传承

2006年,费爱华在安徽中医学院中医内科学研究生毕业,后进入安徽省针灸医院工作。目睹了蔡圣朝的针灸疗法在治疗中风、带状疱疹、呼吸系统疾病以及风湿性疾病、颈肩腰腿痛方面显示出的独特疗效。在科室轮转期间,经常跟随蔡老师上门诊,蔡老师在门诊经常单纯运用针灸疗法治疗各种常见疾病。如艾条温灸法治疗炎症性疾病,包括皮肤感染,尤其是乳腺炎,效果立竿见影;对于婴幼儿腹泻、营养不良,运用周楣声前辈发明的万应点灸笔点灸足三里、中脘以及天枢等穴位,患儿痛苦小,疗效快,几乎所有患儿都是一次见效;针刺治疗风湿性疾病、颈肩腰腿痛等痛症时取穴精简,手法独特,可以即刻缓解患者痛苦。

正因为见识到了针灸的确切疗效,使费爱华在工作之余开始认真研读周楣声前辈的灸学巨著《灸绳》和重新修订的《金针梅花诗钞》。"梅花香自苦寒来,宝剑锋从磨砺出。"她认为梅花针灸学派名称的来源并非完全是因为周树冬素好梅花这一个原因,更由于自古以来梅花就是高洁和坚强的象征。梅花针灸学派传人在做人上也都是以梅花的品质作为自己的标准,要想在事业上有所建树,必须准备迎接各种困难的挑战,不断在实践中丰富自己的阅历,提高自己的能力,才能达到自己向往的目标。

费爱华经过不懈努力,于2012年成为全国第五批名老中医药学术经验继承人,同时经过选拔和考试考取南京中医药大学攻读临床医学(中医师承)博士专业,专业方向为针灸防治老年病。在攻读博士学位期间,除了自己的日常工作外,她继续跟随蔡圣朝老师临证,随着临证经验的不断积累,对于梅花针灸学派的思想传承有了更深的认识。

　　中风后失语是中风的常见并发症之一,中风后失语严重影响患者的沟通能力和生存质量,给患者和家庭以及社会带来了沉重的负担。因此她把博士学位论文题目定为《蔡圣朝学术思想总结及通调心肾法治疗中风后运动性失语的临床研究》。临床研究是观察在脏腑辨证的指导下采用解语膏穴位敷贴涌泉和劳宫结合针刺治疗中风后运动性失语的临床疗效,结果表明该方法有通调心肾、活血化痰之功效,能明显提高中风后运动性失语患者的言语功能,因此作为针灸适宜技术在老年病科广泛开展。

　　在博士毕业之后,2017年费爱华申请成为安徽中医药大学针灸专业硕士生导师,开始了自己的导师生涯。她将继续秉承梅花针灸学派的思想,攻坚克难,砥砺前行,同时言传身教,以身作则,在学术上和生活中引导学生运用中医辨证思维思考问题,解决问题,并一如既往地运用中医药为患者解除病痛,疗愈沉疴。

七、白冉旭

　　白冉旭本名 Florian,出生于大作家雨果的故乡——法国东部城市贝桑松。白冉旭最初接触中医,是因为父亲的缘故。白冉旭的父亲患有多发性硬化病,去看了不少西医的专家,也接受了法国当地的一些自然疗法,包括生物磁疗、顺势疗法、整骨疗法等,但是都没有很好的疗效。有一天,他和父亲去看当地的一位华人老中医,一进诊所就闻到很浓郁的艾草香味。在候诊室有很多患者等候排队,大家都互相聊自己的情况,得什么病的都有。大家都很相信这位老中医,有的老患者已经用中医的方法治好了几十年的顽疾,也有的是患急性的疾病治好之后再来做巩固。听了这些人的谈话,白冉旭感觉中医真是很神奇。当时,他父亲走路已经有一点困难,可接受了这位华人老中医的针灸

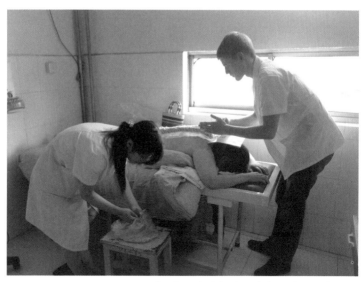

2011年夏天，白冉旭为患者行通脉温阳灸治疗

治疗后，症状明显比以前好了很多。父亲接受针灸治疗的经历，让白冉旭觉得针灸很神秘，使他萌发了到中国学习中医的念头。

2006年8月，白冉旭首先来到合肥，先在安徽大学学了一年中文。2007—2009年，白冉旭去了中国的很多地方学中医，在浙江学习的时候他听说合肥有一个很厉害的老中医叫蔡圣朝，非常擅长艾灸疗法。2011年，白冉旭再次来到合肥，如愿以偿成为安徽中医学院针灸推拿学专业2011级的一名研究生，并有幸成为蔡圣朝老师的研究生。

读研期间，老师、师兄、师姐都非常照顾他。蔡圣朝看到白冉旭对艾灸很有兴趣，就告诉他，一定要看周楣声写的《灸绳》。白冉旭上门诊的时候蔡老师经常教导他一些关于梅花针灸学派的灸法技术和理论，并向他介绍灸法界的传奇大师周楣声先生的学术思想。由于文化差异，作为一个外国人学中国的传统中医很不容易。他觉得，能直接学习这几千年积累下来的中国传统医疗经验非常难得，因此十分努力。在蔡老师的科室，各种艾灸的方法都有，他很感兴趣的是通脉温阳灸。他记得很清楚，有一次给一位干燥综合征的患者做了通脉温阳灸，治疗效果真的很神奇，他便把治疗方法牢牢记住。回到法国后他又给一位患者治疗干燥综合征，使用了在中国学到的针刺和艾灸治疗方法，疗效立竿见影，患者和他都很高兴。

白冉旭现在已经回国六年,回想起跟着老师的学习时光,还历历在目。3年研究生学习期间跟随蔡老师学习到的知识,为他开展针灸疗法打下了坚实的基础。现在白冉旭有自己的诊所,患者也很多,以针和灸为主要治疗手段。在他的诊所里也有很浓郁的艾香味。虽然现在的科技进步很快,但是古老的艾灸疗法能让更多的人保持健康,他相信灸文化一定会发扬光大,走向全世界。

八、李飞

1978年3月出生,主任医师,硕士生导师,副教授,国家中医药管理局第六批老中医药指导专家蔡圣朝学术继承人,国家中医药管理局"十二五"重点脑病专科学术继承人,安徽省第十批学术和技术带头人后备人选,安徽省卫生计生委第五周期学术技术带头人(青年领军人才),安徽省"十二五"中医临床学术和技术带头人培养对象(第二层次),安徽省"十二五"重点脑病专科学术继承人,安徽省第五批"115"产业创新团队——针灸治疗疑难病证创新团队骨干成员,中华医学会安徽分会"帕金森病及运动障碍"委员会理事,中国针灸学会会员,安徽省针灸学会理事,安徽省中医药学会康复专业委员会常务理事。

李飞于2003年毕业于安徽中医学院针灸推拿专业,毕业后留在安徽中医学院第二附属医院,从事针灸学临床、教学及科研工作。主要研究方向是针灸治疗脑血管疾病的临床及其机制研究。主持、参与国家级、省厅级科研课题20余项,发表论文40余篇,获安徽省科学技术科研成果3项,获安徽省科学技术二等奖、三等奖各1项,获中华中医药学会科学技术一等奖1项,中国针灸学会科学技术二等奖、三等奖各1项,安徽省中医药学会科学技术三等奖1项。

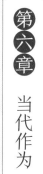

第六章　当代作为

第一节
传承教育

1.互动式体验实训教学法

针灸是一门实践性非常强的学科,临床实训在针灸教学中占有重要的地位。中医针灸专业学生具备一定的针灸理论知识后,通过临床实训能够较快掌握针灸技能,提高临床实习效果。互动式体验实训教学法有两个特点:一是在实训过程中让学生自身直接体验灸法,间接观察患者的治疗效果;二是教学过程中让学生广泛参与,充分互动。

在实训教学过程中,让学生广泛参与,调动学生的积极性,并进行实训教学内容的文献检索、温灸器创新及操作规范、护理要点、注意事项的制订、修改等。互动的目的是充分调动学生的积极性,设置问题让学生思考,并全程参与。实训后,进行相关文献检索,书籍、论文、专利记载了古今医家的研究成果,以及温灸器的革新历史。

周氏梅花针灸学派特色灸法未见于《针灸学》教材,实训前应进行PPT理论教学。学生两两分组,扮演操作者和受治者的角色,分别实施操作和接受治疗。实训操作时视频记录全过程。通过视频对比原始灸法和改进后灸法的优缺点,发现问题并提出改进意见。制定操作规范是对整个操作流程的优化,可以避免医疗事故,节省时间和精力,其包括两个部分内容:一是治疗前准备物品;二是操作顺序。待学生操作熟练后自己总结,然后分组讨论,各抒己见,取长补短,最后拿出已经做好的操作规范进行对比、讨论。

护理要点是对受治者治疗前后身体状态的调摄,消除治疗隐患,让受治者保持最佳状态,如在治疗前不能过饥、过饱、疲劳,治疗后不能吹冷风、喝冷饮。注意事项是指操作过程中和治疗本身应该注意的事项,避免犯同样的错误。以上诸种情形皆让实习生参与,各抒己见,无论对错皆当鼓励。

通脉温阳灸、吹灸疗法、按摩灸、温灸器温针灸、胸阳灸、脐腹灸、温灸器隔

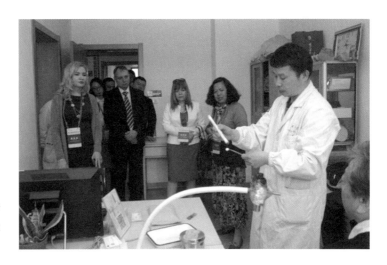

贺成功为俄罗斯专
家代表团演示吹灸
疗法

物灸、拔罐等先后在临床实训中应用。

2.蔡圣朝全国名老中医药专家传承工作室

1)诊疗方案

名医工作室建立以来积极做好疾病诊疗方案的梳理、总结工作,目前已整理形成中风、眩晕、尪痹、中风后失语、呆病、消渴病痹证6种疾病中医诊疗方案。

这6种疾病的中医诊疗方案在安徽省针灸医院多个科室已经得到广泛的推广应用。其中,中风后失语、呆病、消渴病痹证是医院老年病科的三大优势病种,应用诊疗方案以来,临床疗效确切,区域内外就诊患者不断增多,社会影响力大。

2)高层次人才培养

工作室建设期间完成了职称晋升8人,其中晋升高级职称2人,中级职称6人;派出多人到国内外进修学习,同时也培养了数名省名医、省级学术和技术带头人及后备人选、硕士生导师、院内学术和技术带头人等。

通过跟师学习和临床实践,各工作室成员基本能够掌握、继承蔡圣朝的学术思想、临床经验和技术专长,并有所创新。费爱华、朱才丰为国家中医药管理局第五批老中医药专家蔡圣朝学术继承人,以工作室为依托获得中医师承博士学位,成为硕士生导师;李飞为国家中医药管理局第六批老中医药专家蔡圣朝学术继承人,安徽省中医药管理局青年领军人才,获得安徽省学术技术带头人后备人选;贺成功为国家中医药管理局第六批老中医药专家蔡圣朝学术

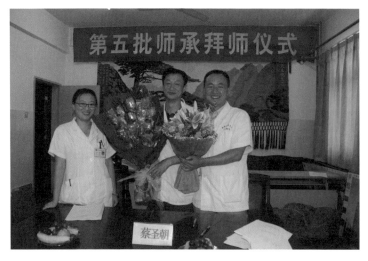

第五批师承拜师仪式

继承人。

3)近年来主要科研奖励及成果

2014年蔡圣朝获"安徽省名中医"称号。

2015年蔡圣朝获中国中医药研究促进会"全国首批专科专病建设临床先进个人"称号。

2016年安徽省首届高等学校自制实验教学仪器设备展评活动,《周氏梅花针灸学派特色吹灸疗法治疗仪》获二等奖,《蔡氏通脉温阳灸治疗器及排烟系统》获三等奖。

2016年,《温阳活血铺灸法为主治疗原发性骨质疏松症临床研究》获得第八届安徽省自然科学优秀学术论文二等奖,《浅议梅花二十四灸》《周楣声教授灸法治疗经验》《隔药饼灸干预糖调节受损临床研究》获三等奖。

2016年3月,蔡圣朝获安徽省中医药管理局颁发的"全国第五批名老中医药专家学术经验继承工作优秀传承奖"。

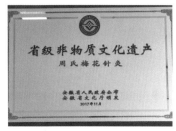

"周氏梅花针灸"入选安徽省非物质文化遗产名录

2017年,蔡圣朝被安徽省中医药管理局评为"第六批老中医药专家指导老师"。

2017年8月,周楣声100周年诞辰学术研讨会成功举办,来自全国各地20余名专家学者参会,"周氏梅花针灸"入选安徽省非物质文化遗产名录。

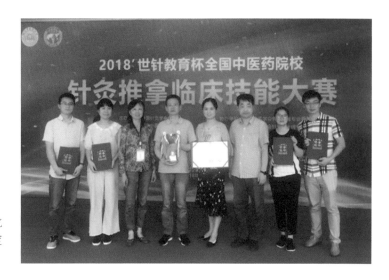

代飞临床教师组比赛获"推拿""腧穴定位"两项三等奖

　　2017年,"周楣声灸法学术思想及其应用研究"获安徽省科技进步二等奖。

　　2018年,代飞参加"2018世针教育杯全国中医药院校针灸临床技能大赛"临床教师组比赛获"推拿""腧穴定位"两项三等奖。

　　2019年,"艾灸器具研制及其临床应用"获安徽省中医药科学技术奖二等奖。

　　2019年,龙红慧"实按灸器具护理创新研究"在中华中医药学会首届中医护理技术创新大会展示中获第三名。

　　2018年12月18日,安徽中医药大学"周楣声灸法学术思想及其应用研究——伸缩式通脉温阳灸治疗器""周楣声灸法学术思想及其应用研究——通脉温阳灸聚烟罩""周楣声灸法学术思想及其应用研究——按摩灸治疗器""周楣声灸法学术思想及其应用研究——吹灸仪"被遴选为安徽省庆祝改革开放40周年科技创新成果展展品。

　　4)周楣声先生百年诞辰学术思想研讨会

　　2017年8月11—13日,周楣声先生百年诞辰学术思想研讨会在安徽省针灸医院隆重举行。来自全国各地的针灸专家及海外学者200余人参加了会议,共同缅怀新中国灸法泰斗周楣声先生。

　　领导高度赞扬了周楣声教授对灸法的贡献,称他为"我国灸学泰斗、新中国灸法事业的开创者和奠基人",勉励大家学习他惟是惟新、不执古方的创新精神,学习他仁心仁术、大医精诚的高尚情操,学习他老骥伏枥、润泽后学的传

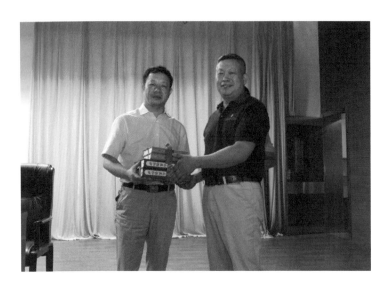

周耆林代表家属向
大会组委会赠书

承精神,共同为丰富祖国医学瑰宝,发挥中医药优势,造福人类健康,做出我们应有的时代贡献。

开幕式上,周楣声亲属代表向医院赠送周老著作《灸绳》200本及墨宝。

973首席科学家吴焕淦等13名省内外专家就周楣声先生学术思想及灸法研究成果等作专题报告,来自海内外的周氏团队成员作特色灸法的现场演示。

5)非遗宣传与培训

非遗培训为残疾人提供就业机会。2019年3月3日第一期残疾人就业创业艾灸培训班在肥东县残疾人就业服务中心举行开班仪式。本期培训内容为培训安徽省非物质文化遗产项目"周氏梅花针灸"特色艾灸法。梅花针灸学派学术团队为培训班编写专业课本,理论学习与实践操作相结合。本次培训对全体学员均实行免费培训,免费食宿。为突出培训效果,培训考试合格的学员,将由培训机构负责推荐就业岗位,具备创业条件的,将获得创业经费资助。

"周氏梅花针灸"于2013年申报庐阳区非物质文化遗产、合肥市非物质文化遗产,2016年申报安徽省非物质文化遗产名录,积极参加合肥市文化馆、安徽省文化厅举办的各种非遗宣传活动。

非物质文化遗产是地域文化的"活化石",也是中华优秀传统文化的重要组成部分。具有近300年历史的"周氏梅花针灸"是安徽省非物质文化遗产项目。2017年10月27—30日,由合肥市人民政府主办,合肥市委宣传部、安徽中设国际会展公司承办的第11届合肥国际文化博览会在滨湖国际会展中心举

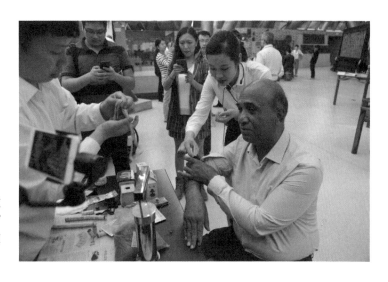

2018年在合肥市文化馆为"一带一路"国家到访的外国友人体验灸架灸

行,主题为"创意文化引领美好生活"。我们同时参加了合肥馆和庐阳区馆的展览。通过参加各种非遗活动,增加了整个团队的凝聚力、向心力。

第12届合肥国际文化博览会于2018年10月26—29日在滨湖国际会展中心举办。这届文博会融合了文化、科技、创意等多种元素,同时紧扣"改革开放40周年"这一时代节点,充分展示了40年来合肥文化发展的喜人成就。由合肥市非遗保护中心、合肥市文化馆组织布展的合肥市非物质文化遗产展区,紧扣"弘扬优秀传统文化　共享时代美好生活"主题。

整理研究

2010年,"周氏梅花针灸"成立了研究团队,即梅花针灸学术研究团队,继承挖掘梅花派学术经验和思想,收集、保存、整理、备份文献,包括手稿、照片、文件、书籍、实物等。2011年研究团队首次参加全国第三次中医学术流派会议,论文《周氏梅花针灸学派灸法特点初探》被中华中医药学会评为优秀论文三等奖,其后在全国第四次、第五次中医学术流派会议分别投稿会议论文,并

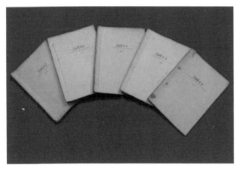

周楣声手稿

且参加了在江苏江阴举办的全国第五次中医学术流派会议,在大会上做了关于梅花针灸学派的学术报告。

2013年,研究团队开始申报梅花针灸学派的非遗项目,同年入选庐阳区、合肥市非遗名录,2014年成立合肥市首批非物质文化遗产传习基地,2017年"周氏梅花针灸"入选安徽省非物质文化遗产名录。

2017年正值周楣声百年诞辰之际,当年3月蔡圣朝带领学生贺成功到周楣声家乡调研,走访了周楣声的女儿和安徽省寿民灸具厂厂长,搜集了周楣声生前大量照片、专利复印件、《中国灸针之声》原件、关于周楣声到中国中医研究院学生讲座的《健康报》、灸架和点灸笔生产的批件成果鉴定等一大批资料。4月,蔡圣朝和学生贺成功拜访了唐照亮、宋小鸽两位老师,搜集到周老当年珍贵的照片以及申报安徽省灸法研究会的文件、部分学习班名单,由于针灸经络研究所多次搬迁,许多资料已经遗失。

2017年8月之前,我们将周楣声之子周迪颐保存的手稿、灸架、点灸笔、周老行医公文包、书法作品等资料进行了电子备份,影像储存。现已收存周楣声手稿1 582页,照片300多张,其他文件资料原件及复印件,书籍,全国灸法讲习班学员赠送的匾额6件,针灸专有名词书法条幅和周氏脉学名称171幅,周楣声石印书法2件,国医大师程莘农题词《中国灸针之声》与周楣声书信石印书法各1幅,合肥市包公第三十六代孙题写的梅花针灸学派名称书法2幅,马十步书法作品3幅,发明专利证书原件9件,实用新型专利证书原件59件,外观专利2件,其他专利复印件12件,专利申请信件300多封,针具、灸具、艾条等实物100多件,发表期刊论文、会议论文原件及复印件200多份。

2011年8月15—17日贺成功参加了由中华中医药学会主办的全国第三次中医学术流派交流会,一篇论文获优秀论文三等奖。通过这次学习了解了中医学术流派的内涵、研究范畴和方法,各学术流派的传承脉络、知识体系和诊疗路径,各流派代表性医家的学术思想、临床经验、特色技术。

第三节
临床运用

目前影响灸法应用的主要原因,仍然是艾烟污染和传统灸法费力费时的问题。艾烟一方面用于临床治疗,另一方面又污染治疗室内空气。我们在临床中发明了辅助性艾灸器械和治疗性艾灸器械,以去除艾烟污染。

1.辅助性艾灸器械的应用

辅助艾灸治疗的器械称为辅助性艾灸器械,包括固定安装在针灸治疗室内的艾烟净化器械、可移动的艾烟处理器械,以及制作艾炷、艾条点火、艾条碳化的器械。

1)固定安装的艾烟净化设备

门诊针灸治疗室是艾灸治疗的主要场所,艾灸治疗时艾烟缭绕,医师和患者长期处于这个环境苦不堪言。传统的处理方法是在窗户上安装排气扇,艾烟散发到空气中再向外抽取,排烟效率低下。我们改进了铺灸的操作方法和排烟方式,经过反复试验,我们发明了通脉温阳灸聚烟罩和通脉温阳灸排烟系统,在艾烟散发到空气中之前将艾烟聚集在一起再排出室外,为患者和医师提供了一个良好的治疗环境。

2)可移动的艾烟处理器械。

在病房和门诊不适合固定安装排烟系统的治疗场所,先后发明了"艾烟净化车""侧吸式艾烟净化器",并且将艾烟净化器与艾灸治疗床结合发明了"无烟艾灸治疗床",将实按灸与排烟技术结合,发明了"无烟型实按灸治疗器"等器械。

3)其他辅助性艾灸器械

艾炷灸治疗时,艾炷用量大,手工制作艾炷费时费力,因此发明了"成批艾炷制作器",提高艾炷制作效率;多个患者同时进行艾条灸时,艾条点火比较费时,因此发明了"艾条点火炉";发明"艾条碳化管"将艾条碳化,减少艾烟释放。

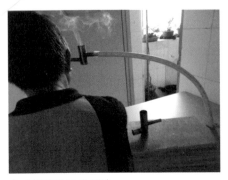
台式温管灸治疗耳鸣

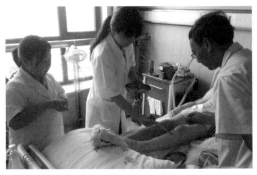
为患者进行化脓灸治疗

2.治疗性艾灸器械的应用

直接用于艾灸治疗的温灸器称为治疗性艾灸器械。2013年总结梅花针灸学派特色灸法,归类后称为"梅花二十四灸",包括14种单式灸法和10种组合灸法,后来又有所增加,如罐灸、眼灸、耳灸、鼻灸等。

3.三种诊疗术的临床应用

周楣声教授总结的灸感三相、压痛穴、阳光普照法具有临床诊断和治疗的价值,因此,我们经临床应用后提出灸感三相诊疗术、压痛穴诊疗术、阳光普照区诊疗术。

灸感三相诊疗术:在一个特定的压痛穴持续施灸、保持恒温的条件下,灸感发生三个时相,气至病所,正邪斗争,驱邪外出,疏通经脉,兼能诊断病位、判断病情,称为灸感三相诊疗术。

压痛穴诊疗术:压痛穴不同于传统的阿是穴,是全身病理变化的反应,皮肤有压痛感、舒适感或呈条索状,皮肤色泽、颜色、凹陷、气泡等改变,既可艾灸,又可用针刺、拔罐、刮痧等方法治疗,称为压痛穴诊疗术。

阳光普照区诊疗术:后背为阳,胸3至胸8的区域是全身病理变化集中的区域,在此区域寻找压痛穴、条索状改变及其皮肤颜色变化,治疗全身性疾病事半功倍,称为阳光普照区诊疗术。

4.针法及其他疗法的应用

梅花针灸学派针法、时间针法、芒针、火针、鬃针埋线、解语膏疗法、天灸疗法前述较详,此不赘述。